Cristina Alina Silaghi
Horatiu Silaghi
Sandrine Boullu-Ciocca

Tissue adipeux épicardique: étude morphologique et fonctionnelle

Cristina Alina Silaghi
Horatiu Silaghi
Sandrine Boullu-Ciocca

Tissue adipeux épicardique: étude morphologique et fonctionnelle

Tissue adipeux épicardique et l'athérosclerose coronarienne

Presses Académiques Francophones

Mentions légales / Imprint (applicable pour l'Allemagne seulement / only for Germany)
Information bibliographique publiée par la Deutsche Nationalbibliothek: La Deutsche Nationalbibliothek inscrit cette publication à la Deutsche Nationalbibliografie; des données bibliographiques détaillées sont disponibles sur internet à l'adresse http://dnb.d-nb.de.
Toutes marques et noms de produits mentionnés dans ce livre demeurent sous la protection des marques, des marques déposées et des brevets, et sont des marques ou des marques déposées de leurs détenteurs respectifs. L'utilisation des marques, noms de produits, noms communs, noms commerciaux, descriptions de produits, etc, même sans qu'ils soient mentionnés de façon particulière dans ce livre ne signifie en aucune façon que ces noms peuvent être utilisés sans restriction à l'égard de la législation pour la protection des marques et des marques déposées et pourraient donc être utilisés par quiconque.

Photo de la couverture: www.ingimage.com

Editeur: Presses Académiques Francophones est une marque déposée de
Südwestdeutscher Verlag für Hochschulschriften GmbH & Co. KG
Heinrich-Böcking-Str. 6-8, 66121 Sarrebruck, Allemagne
Téléphone +49 681 37 20 271-1, Fax +49 681 37 20 271-0
Email: info@presses-academiques.com

Produit en Allemagne:
Schaltungsdienst Lange o.H.G., Berlin
Books on Demand GmbH, Norderstedt
Reha GmbH, Saarbrücken
Amazon Distribution GmbH, Leipzig
ISBN: 978-3-8381-7049-7

Imprint (only for USA, GB)
Bibliographic information published by the Deutsche Nationalbibliothek: The Deutsche Nationalbibliothek lists this publication in the Deutsche Nationalbibliografie; detailed bibliographic data are available in the Internet at http://dnb.d-nb.de.
Any brand names and product names mentioned in this book are subject to trademark, brand or patent protection and are trademarks or registered trademarks of their respective holders. The use of brand names, product names, common names, trade names, product descriptions etc. even without a particular marking in this works is in no way to be construed to mean that such names may be regarded as unrestricted in respect of trademark and brand protection legislation and could thus be used by anyone.

Cover image: www.ingimage.com

Publisher: Presses Académiques Francophones is an imprint of the publishing house
Südwestdeutscher Verlag für Hochschulschriften GmbH & Co. KG
Heinrich-Böcking-Str. 6-8, 66121 Saarbrücken, Germany
Phone +49 681 37 20 271-1, Fax +49 681 37 20 271-0
Email: info@presses-academiques.com

Printed in the U.S.A.
Printed in the U.K. by (see last page)
ISBN: 978-3-8381-7049-7

DOCTORAT EN CO-TUTELLE
UNIVERSITE DE LA MEDITERRANEE, MARSEILLE, FRANCE
UNIVERSITE DE MEDECINE ET PHARMACIE
« IULIU HATIEGANU » de CLUJ, ROUMANIE

Spécialité : PHYSIOLOGIE INTEGREE
Ecole Doctorale : Sciences de l'environnement
Laboratoire : UMR 626 Inserm, Laboratoire d'Hématologie

Tissu adipeux épicardique:
étude morphologique et fonctionnelle

Présentée et publiquement soutenue devant
LA FACULTE DE MEDECINE ET PHARMACIE « IULIU
HATIEGANU » de CLUJ,

Le 16 décembre 2008
par Cristina Alina Silaghi
née le 04 mai 1974 à Cluj-Napoca

Devant le jury composé de :
Mme le Professeur A. BUZOIANU (Cluj, Roumanie)   Président du jury
Mr le Professeur M. KREMPF (Nantes, France)   Rapporteur
Mr le Professeur I. TOTOIAN (Sibiu, Roumanie)   Rapporteur
Mme le Docteur M. I. DUNCEA (Cluj, Roumanie)   Co-directeur de thèse
Mme le Professeur A. DUTOUR MEYER   Co-directeur de thèse
(Marseille, France)
Mr le Professeur O. DUTOUR   (Marseille, France)   Membre du jury
Mr le Professeur L. GOZARIU (Cluj, Roumanie)   Membre du jury

ABRÉVIATIONS

ACTH: adrenocorticotropin hormone
AD: cavité atriale droite
AG :   cavité atriale gauche
AGL: acides gras libres
ASAT: aspartate amino transférase
ALAT: alanine amino transférase
AM: adrenomedulline
CRLR: calcitonin receptor-like receptor
CRH: corticotropin releasing hormone
CRP: protéine c-réactive
DXM: dexaméthasone
GC: glucocorticoïdes
GLUT 4:   transporteur du glucose de type 4
GR: récepteur des glucocorticoïdes
HDL: high density lipoprotein
HIF   hypoxia inducible factor
HOMA: homeostasis model assessment
H6PDH: hexose 6 phosphate déshydrogénase
11β-HSD: 11β-hydroxystéroïde déshydrogénase
HSP: heat shock protein
HTA: hypertension artérielle
IC :   insuffisance cardiaque
IGF-1:   insulin-like growth factor 1
IL: interleukine
IR :   insulinorésistance
IMC: index de masse corporelle
LDL: low density lipoprotein
LHS: lipase hormone-sensible
LPL: lipoprotéine lipase
LPS: lipopolysaccharides
LSD :   lipodystrophie
MEC: matrice extra cellulaire
MR: récepteur des minéralocorticoïdes
NADPH: nicotinamide adénine dinucléotide phosphate déshydrogénase
NAFLD: nonalcoholic fatty liver disease
NF-κB: nuclear factor κB
PAI-1:   inhibiteur de l'activateur du plasminogène de type 1

3

PPAR: peroxisome proliferator activated receptor
RAMP: receptor activity-modifying protein
RTH: rapport taille sur hanches
RT-PCR: reverse transcriptase-polymerase chain reaction
SC: sous-cutané
SM: syndrome métabolique
TA: tissu adipeux
TAE: tissu adipeux épicardique
TAV: tissu adipeux viscérale
TG: triglycérides
TNFα: tumor necrosis factor α
TT :   tour de taille
TTGO: test de tolérance au glucose par voie orale
V: viscéral
VD :   ventricule droit
VG :   ventricule gauche
VLDL: very low density lipoprotein

SOMMAIRE

Article 1 : Silaghi A, Piercecchi-Marti MD, Grino M, Leonetti G, Alessi MC, Clement K, Dadoun F, Dutour A. Epicardial Adipose Tissue Extent: Relationship With Age, Body Fat Distribution, and Coronaropathy. *Obesity (Silver Spring). 2008*;16(11):2424-30.

Article 2 : Silaghi A, Achard V, Paulmyer-Lacroix O, Scridon T, Tassistro V, Duncea I, Clément K, Dutour A, Grino M. Expression of adrenomedullin in human epicardial adipose tissue: role of coronary status. *American Journal of Physiology, Endocrinology and Metabolism,* 2007; 293(5):E1443-50.

Introduction générale

L'obésité est une maladie chronique et évolutive liée à la dysfonction d'un organe complexe: le tissu adipeux blanc. L'augmentation de la prévalence de l'obésité, qui conduit à une véritable épidémie mondiale et son association avec un risque élevé de la morbidité et de la mortalité, surtout de cause cardiovasculaire, rendent cette affection une vraie priorité de santé publique. En plus de l'augmentation excessive de la masse grasse totale qui définit l'obésité, la répartition anatomique de l'excès de tissu adipeux joue un rôle déterminant dans l'apparition des complications métaboliques, spécialement du diabète et de la dislipidémie, mais aussi cardiovasculaires comme l'hypertension artérielle (HTA) et la coronaropathie.

Jean Vague, en 1947, a été le premier qui a démontré clairement que la gravité de l'obésité, due à l'apparition des ses potentielles complications, est beaucoup augmentée en cas d'obésité androïde ou abdominale. Cette forme d'obésité se caractérise par l'accumulation préférentielle du tissu adipeux dans la moitié supérieure du corps. L'utilisation récente des techniques modernes d'imagerie médicale a permis une étude plus approfondie de la répartition du tissu adipeux et a permis de démontrer que son accumulation préférentielle dans la cavité péritonéale, autour des viscères abdominales, rend plus précise la prédiction du risque des complications métaboliques et cardiovasculaires. Ces complications s'associent dans la grande majorité des cas à l'insulinorésistance.

Des études plus récentes ont mis en évidence que le développement excessif d'autres dépôts adipeux spécifiques (sous-cutané, abdominal profond ou cardiaque) ou l'accumulation des lipides à un autre niveau que le tissu adipeux, comme dans le foie ou le muscle squelettique) s'associe également à des complications métaboliques et cardiovasculaires, suggérant qu'une accumulation ectopique de lipides peut influencer l'apparition des complications dans l'obésité. Les dépôts ectopiques de tissu adipeux (tel que péricardique, périrenal), qui ont été moins étudiés, présentent intérêt spécialement par les conséquences locales de leur développement excessif.

Dans ce travail, nous nous sommes proposées d'évaluer le tissu adipeux épicardique (TAE), un dépôt ectopique de tissu adipeux situé sur la surface du coeur. Ce tissu adipeux s'avère intéressant par sa disposition particulière. Le TAE entoure les artères coronaires et se trouve en contact direct avec le myocarde. Le trajet coronarien intra-myocardique est exceptionnel, dans la majorité des cas les artères coronaires traversent le TAE avant de pénétrer dans le myocarde. Il s'est posé la question si le TAE est un simple dépôt de tissu adipeux ou si, par sa masse et par les substances synthétisées (cytokines pro-inflammatoires), il pourrait contribuer à l'apparition ou au développement de maladies cardiaques ou de l'athérosclérose coronarienne. Ces conséquences seraient favorisées par le contact direct entre artères, myocarde et TAE (du à l'absence du fascia entre le tissu adipeux et le myocarde). En même temps, le TAE et le myocarde sont exposés aux mêmes conditions locales (comme l'hypoxie par ischémie coronarienne), puisqu'ils partagent la même vascularisation.

Avant que cette étude débute, il y avait peu de publications relatives au TAE. Une des raisons consiste dans le fait que ce tissu est absent ou il est peu représenté chez les rongeurs de laboratoire, par conséquent il a été moins exploré sur des modèles animaux. Les dernières années, l'utilisation à grande échelle des techniques modernes d'imagerie (l'échographie, le scanner, l'IRM) a permis l'évaluation quantitative exacte de ce dépôt de tissu adipeux et a apporté des informations importantes sur la relation qui existe entre ce tissu et autres régions d'accumulation de la masse grasse dans le corps. Les techniques performantes de laboratoire utilisées récemment ont été à la base de l'évaluation des facteurs synthétisés par les adipocytes et de leurs conséquences. Les adipokines pro-inflammatoires et les protéines de l'hémostase pourraient avoir un effet direct, tant au niveau du myocarde, que sur la paroi coronarienne dans le sens de favoriser le développement de l'athérosclérose à ce niveau.

Dans un souci de clarté, cet exposé comprendra :

1. Une première partie de données bibliographiques, qui rappelera des généralités sur le tissu adipeux épicardique

2. Une deuxième partie consacrée aux résultats des études personnelles. Elle est constituée de 2 chapitres, correspondant à 2 études différentes du TAE qui se proposent pour objectifs:

    - De définir les facteurs qui sont impliqués dans l'augmentation de la masse de tissu adipeux épicardique et leur corrélation avec des mesures anthropométriques de l'obésité en général et de l'obésité viscérale en particulier.

    - De caractériser de point de vue morphologique et fonctionnel le TAE par l'étude de l'infiltration macrophagique, de la synthèse des adipokines et du métabolisme local du cortisol.

3. Une troisième partie permettant de tirer des conclusions générales et d'envisager les perspectives de notre travail.

La thèse représente une collaboration entre l'Université de Médecine et Pharmacie "Iuliu Haţieganu" de Cluj-Napoca (Roumanie) et l'Université de la Méditerranée Aix-Marseille II (France). Je souhaite adresser mes remerciements à toutes les personnes qui, dans les deux universités, ont rendu possible mes recherches et qui m'ont donné l'occasion de réaliser cette thèse dans les meilleures conditions scientifiques et techniques.

Plus particulièrement, je tiens à adresser mes chaleureux remerciements et à exprimer ma gratitude à Madame le Professeur Anne Dutour-Meyer qui m'a offert la possibilité de travailler trois années dans le Service d'endocrinologie qu'elle dirige à l'Hôpital Nord de Marseille et ensuite la chance d'effectuer deux années d'activité de recherche sous sa directe coordination dans le cadre du Laboratoire Inserm U626 "Syndrome métabolique, tissu adipeux et risque vasculaire" de la Faculté de Médecine Timone, Marseille. C'est dans ce contexte que l'idée de cette thèse s'est cristallisée. C'est ainsi que je suis parvenue à voir, à apprendre et à faire des choses qu'avant je lisais uniquement dans les livres.

PARTIE 1

DONNEES BIBLIOGRAPHIQUES

I. Le tissu adipeux épicardique

I. 1 Répartition du tissu adipeux et risque métabolique

L'obésité, caractérisée par un excès de masse grasse, est définie par un indice de masse corporelle (IMC= poids (kg)/taille(m)²) supérieur ou égal à 30 kg/m². Il s'agit aujourd'hui d'un problème majeur de santé publique, préoccupant à la fois par sa fréquence sans cesse croissante et par la gravité de ses complications (métaboliques, cardio-vasculaires, respiratoires, endocriniennes, rhumatologiques ou psychologiques). L'obésité expose également à l'augmentation du risque de certains cancers (sein, endomètre, colon) et à l'augmentation du risque de décès prématuré, principalement d'origine cardio-vasculaire (1,2). En France, on assiste à une hausse très significative de la prévalence de l'obésité depuis le début des années 80. Entre 1997 et 2003, la prévalence de l'obésité est passée de 8.2% à 11.3%, celle du surpoids de 28.5 à 30.3% (enquêtes OBEPI). Les modifications du mode de vie (sédentarité, réduction de l'activité physique) et de l'alimentation (augmentation de consommation de lipides et de la densité calorique des aliments, baisse de la consommation des glucides complexes, déstructuration des rythmes alimentaires, diversité, disponibilité et palatabilité des aliments), ainsi que le vieillissement des populations, sont les principaux facteurs expliquant cette transition épidémiologique.

Au-delà de l'augmentation excessive de la masse grasse corporelle totale qui définit l'obésité, la répartition anatomique de l'excès de graisse joue un rôle déterminant dans la survenue de complications métaboliques, diabète en particulier, et cardiovasculaires. La compréhension de la physiopathologie du tissu adipeux est par conséquent fondamentale pour tenter d'élucider les mécanismes conditionnant et accompagnant le

13

développement de l'obésité et de ses complications. A la suite des travaux novateurs de Jean Vague (3) il a en effet été clairement démontré que les complications qui font la gravité de l'obésité sont observées avec une fréquence beaucoup plus importante en cas d'obésité androïde ou abdominale. Cette forme est caractérisée par une répartition du tissu adipeux prédominant à la partie supérieure du corps, par opposition à l'obésité périphérique (ou glutéo-fémorale ou gynoïde). Le tour de taille est consideré comme un marqueur de risque cardiovasculaire quand il est supérieur à 102 cm (voire 94 cm selon certains) chez l'homme et 88 cm (80 cm selon certains) chez la femme. L'utilisation de l'imagerie médicale moderne a permis de raffiner l'étude de la répartition du tissu adipeux et de démontrer en particulier qu'une accumulation préférentielle de tissu adipeux dans la cavité péritonéale, autour des viscères abdominaux, permettait de prédire de façon plus précise le risque de complications métaboliques et cardiovasculaires (4). L'excès de tissu adipeux viscéral constitue l'élément central du syndrome métabolique, caractérisé dans la très grande majorité des cas par une diminution de la sensibilité à l'insuline. Le rôle propre du tissu adipeux sous cutané abdominal a été peu étudié et reste discuté. Il pourrait être différent selon le sexe et l'ethnie. Le tissu adipeux sous-cutané abdominal est formé de deux couches séparées par le fascia superficialis: le tissu sous-cutané abdominal profond et le tissu sous-cutané abdominal superficiel.

La répartition du tissu adipeux a d'importants corollaires physiopathologiques. En effet, de nombreux travaux effectués ces dix dernières années ont montré que le tissu adipeux est loin d'être un simple tissu inerte servant au stockage des réserves de lipides de l'organisme, simple isolant thermique et mécanique. Les adipocytes sont de véritables cellules sécrétoires, et le tissu adipeux produit de multiples substances ou adipokines capables d'agir à distance (hormones possédant d'importantes fonctions endocrines) ou localement (facteurs possédant des fonctions paracrines).

La production de certains de ces facteurs par le tissu adipeux a manifestement un rôle majeur dans la physiopathologie de certaines des complications de l'excès de tissu adipeux. Ainsi, la production adipocytaire excessive de cytokines qui s'associe à une augmentation de protéines de l'inflammation dans la circulation sanguine, a été associée dans des nombreux travaux épidémiologiques transversaux et prospectifs à la survenue de complications métaboliques (résistance à l'insuline et troubles de la glycorégulation) et cardiovasculaires (athérosclérose, coronaropathie plus particulièrement). Cette situation définit un syndrome microinflammatoire qui est actuellement considéré comme l'un des meilleurs marqueurs prédictifs du risque cardiovasculaire (5). Ces cytokines exercent en effet de multiples actions potentiellement délétères sur la paroi vasculaire, et peuvent stimuler la production par différents tissus de facteurs favorisant l'athérothrombose (6). Plusieurs études montrent que de nombreux facteurs reliés à l'inflammation sont exprimés dans le tissu adipeux sous cutané et que ces facteurs sont régulés par les changements nutritionnels.

Ainsi, d'assez nombreux travaux suggèrent qu'un excès de tissu adipeux viscéral contribue plus spécifiquement à la survenue de complications hépatiques, métaboliques et cardiovasculaires, en raison d'une part d'un drainage veineux particulier par le système porte hépatique et d'autre part d'activités sécrétoires différentes de celles d'autres panicules adipeux. A l'opposé, un développement préférentiel du tissu adipeux sous cutané semble au contraire être un facteur de protection vis-à-vis de ces complications.

Ces particularités du tissu adipeux viscéral participent vraisemblablement au développement : d'une stéatose hépatique d'origine non alcoolique (non alcoolic hepatic steatosis ou NASH syndrome) pouvant évoluer vers une hépatite chronique et une cirrhose (7). Le NASH syndrome constitue actuellement la cause la plus fréquente de transplantation hépatique aux Etats Unis, l'un des pays les plus touchés par l'« épidémie » d'obésité, d'une résistance hépatique à l'insuline ou d'un accroissement de la production hépatique de facteurs athérogènes et/ou prothrombotiques, exposant à un risque accru de maladies cardiovasculaires (8)

Des travaux plus récents ont permis de mettre en évidence que le développement excessif d'autres panicules adipeux spécifiques comme le tissu adipeux sous cutané abdominal profond et le tissu adipeux cardiaque ou l'accumulation de lipides en dehors du tissu adipeux (dans le foie ou le muscle squelettique) s'associent également à des complications métaboliques et cardiovasculaires, suggérant qu'une accumulation ectopique de lipides est source de complications (9). Les conséquences du développement excessif d'autres dépôts de tissu adipeux, comme les dépôts ectopiques (péricardique, périrenal) ont été moins étudiées. Ci-après nous allons présenter en détail le tissu adipeux épicardique (TAE) qui fait l'objet de cette thèse.

2. Caractéristiques anatomiques du tissu adipeux épicardique

L'étude de l'anatomie humaine a montré que la surface du coeur est recouverte d'une quantité variable de tissu adipeux nommé tissu adipeux péricardique qui est formé du tissu adipeux paracardiaque et le tissu adipeux épicardique (TAE). Ce dernier est situé entre le feuillet viscéral du péricarde et le myocarde. Après leur issue de l'aorte, les coronaires principales, sont disposées à la surface du myocarde, se trouvant en contact direct et entourées de TAE (Figure 1 a, b). Le trajet coronarien intramyocardique est exceptionnel, le plus fréquemment les coronaires principales et ses branches traversant le TAE avant de pénétrer dans le myocarde.

Il a été montré que la présence de cette enveloppe adipeuse est variable selon l'espèce. Par exemple, une quantité abondante de tissu adipeux peut être retrouvée chez les oiseaux (cygne), cobaye, lapin, grands mammifères (cochon, brebis) et chez l'homme. En revanche, chez les petits rongeurs utilisés dans les laboratoires de recherche, tels la souris ou le rat, soit il n'existe pas, soit une quantité extrêmement petite de tissu adipeux épicardique a été mise en évidence. Ceci pourrait expliquer pourquoi ce tissu adipeux a été moins étudié jusqu'à présent. Récemment, on a proposé un modèle animal de TAE chez le cobaye chez qui la quantité de TAE augmente avec l'âge et s'accumule dans la zone de l'arc aortique. La modalité d'extension à la surface du coeur ressemble aux humains et présente des variations des cytokines avec l'âge (10).

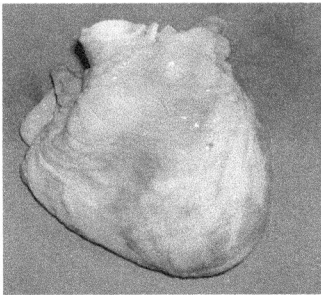

Figure 1a. Coeur - vue antérieure   **Figure 1b.** Coeur - vue postérieure

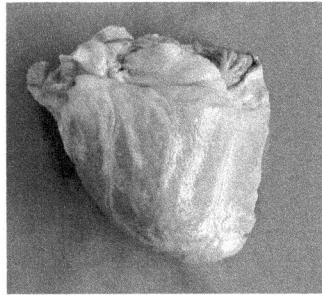

L'absence du TAE chez certaines espèces est la preuve que ce tissu n'a pas une importance vitale dans l'activité et le fonctionnement du coeur.

De même, il n'y a pas d'arguments qui prouvent un rôle de protection mécanique de ce tissu. En revanche, il y a des observations qui montrent que le TAE serait un tissu "tampon" contre la torsion induite par la pulsatilité artérielle et par la contraction cardiaque et qu'il faciliterait le remodelage artériel coronarien. Le TAE représente également une possibilité de dépôt local de la graisse de la circulation coronarienne, réglant l'homéostasie des AGL à ce niveau et de leur libération vers le myocarde dans des situations de consumation élevée d'énergie (11). Une étude effectuée sur des animaux sauvages et domestiques a montré que le TAE et le tissu adipeux abdominal viscéral auraient une origine embryologique commune, le tissu adipeux brun (12).

Chez l'adulte, le TAE est disposé principalement dans les sillons atrio-ventriculaires et interventriculaires antérieur et postérieur, avec extension de la base du cœur vers apex. De petits foyers de tissu adipeux peuvent être retrouvés en sous-épicardique dans la paroi libre du myocarde atrial et autour des oreillettes. Lorsqu'il est plus abondant, le TAE remplit le sillon interventriculaire, ayant la tendance de recouvrir toute la surface du coeur, avec extension prépondérante sur la surface du VD. Une quantité environ 3 fois plus grande de TAE au niveau du VD qu'au niveau du VG a été décrite. Une petite quantité de TAE accompagne l'adventice des branches coronaires lors de leur pénétration dans le muscle cardiaque. Tous ces éléments témoignent de l'existence d'une étroite liaison anatomique et fonctionnelle entre le myocarde et le TAE. Les deux composantes du coeur, le TAE et le myocarde, ont le même support vasculaire et ne sont pas séparées par un fascia, tel qu'il est le cas, par exemple, du muscle squelettique (Figure 2). Cette disposition intime entre la composante musculaire et celle adipeuse rend la dissection du TAE extrêmement difficile sinon impossible, surtout chez les petits animaux.

La graisse périvasculaire, dont le TAE fait partie, peut se développer des cellules primordiales du niveau de l'adventice ou des cellules précurseur qui migrent du sang par la paroi vasculaire. Une fois déposé autour des vaisseaux, le TA peut sécréter une série de produits – adipokines et autres facteurs pro-inflammatoires, qui ont le potentiel d'entrer en réaction avec la paroi vasculaire. Il y a des auteurs qui ont montré que le TA périvasculaire peut attirer lui-même des monocytes de la circulation par la libération de chémokines comme MCP-1 (*monocyte chemoattractant protein-1*).

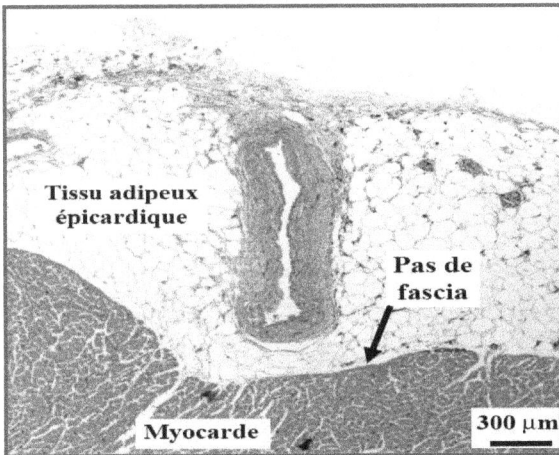

Figure 2. Artère coronaire (image histologique – coloration avec hématoxyline éosine) entourée de TAE, démontrant la relation étroite entre le TAE, les coronaires et le myocarde. On remarque l'absence du fascia entre le tissu adipeux et le myocarde. Barre équivalente à 300 μm

Les macrophages qui traversent la paroi vers le TA périvasculaire peuvent être redirigées et s'infiltrer ensuite dans la paroi vasculaire même, augmentant le processus inflammatoire vasculaire et accélérant l'athérosclérose (13). Le TAE représente seulement 0,02% de la masse adipeuse totale et il n'est pas corrélé avec le poids global ou la quantité totale de TA. Les études réalisées chez l'homme ont confirmé que l'IMC n'est pas le déterminant principal du TAE, mais qu'il est en corrélation avec certains dépôts de TA, respectivement avec le dépôt viscéral (14). Une étude récente montre que la population afro-américaine présente une plus petite quantité de TA viscéral et de TAE par rapport à la population blanche non-hispanique (mais cette population présente un risque plus élevé de complications liées à l'obésité) soulignant importance de l'appartenance raciale dans la distribution du TA (15).

3. Tissu adipeux épicardique - études nécropsiques

Il y a peu d'études qui ont évalué si le TAE est lié à l'accumulation globale de tissu adipeux, à savoir si le TAE est proportionnel avec la croissance pondérale. Des études plus anciennes, sur les animaux, n'ont pas trouvé de liaison entre la quantité de TAE et le reste de tissu adipeux (12). Cette observation est en concordance avec les études effectuées chez l'homme, soit sur cadavre, soit par imagerie - écographie ou IRM, qui montrent que le TAE est en liaison avec la quantité de TA viscéral et non pas de l'accumulation globale de TA. En revanche, il y a des résultats controversés quant à l'âge. Bien qu'une étude nécropsique ait démontré l'existence d'une corrélation entre l'âge et le TAE, des études plus récentes, par écographie, ont infirmé cette relation.

Dès les années 1950, des études nécropsiques du TAE, à la fois descriptives ou évaluant son rapport avec la physiologie cardiaque, ont été réalisées chez l'homme. Reinier et coll. (16) en 1955, ont étudié le TAE chez les hypertendus, chez les ischémiques et chez les sujets normaux, concluant que le TAE représente une composante importante du cœur.

Plus tard, dans une autre étude nécropsique considérée comme la plus ample et la plus représentative jusqu'à présent, Corradi et coll. ont investigué la relation entre le TAE et la masse myocardique ventriculaire dans une série de 117 nécropsies effectuées chez l'adulte (17). La présentation détaillée de cette étude est importante, vu qu'une partie de la contribution personnelle de cette thèse représente justement une évaluation nécropsique du TAE, dont les résultats seront comparés en permanence avec l'étude citée de Corradi. Les sujets ont été repartis en 4 groupes en fonction de l'état du coeur: ischémique; hypertrophique; coeur ischémique et hypertrophique; coeur normal. Ont été considérés hypertrophiques les cœurs avec un poids de plus de 400 g chez les femmes et plus de 450 g chez les hommes; ont été considérés ischémiques les coeurs qui présentaient des séquelles d'infarctus du myocarde ou une sténose de plus de 30% au moins d'une coronaire principale. Pour chaque groupe la masse de TAE (par isolation avec le bistouri et pesage de tout le tissu adipeux adhérant au myocarde) et la masse myocardique correspondant à chaque ventricule a été mesuré. La quantité de tissu adipeux correspondant aux deux ventricules, d'une part et au ventricule droit et gauche pris séparément, d'autre part a été plus grande pour les cœurs avec hypertrophie myocardique. Une augmentation de la masse du TAE dans le coeur hypertrophique par rapport au cœur hypertrophique et ischémique n'a pas été enregistrée, ni dans le coeur normal en comparaison avec le cœur ischémique mais sans hypertrophie. La conclusion de ces auteurs a été qu'il n'y pas de relation entre la masse du TAE et l'ischémie. Dans tous les 4 groupes, le tissu adipeux correspondant aux deux ventricules représente environ 20% de la masse ventriculaire totale et 15 % de la masse totale du cœur (myocarde et TAE). Bien que la masse du VG soit plus grande que la masse du VD, la quantité absolue de tissu adipeux épicardique est similaire au niveau des deux ventricules dans tous les 4 groupes.

Le résultat de l'étude montre que le rapport entre la masse du TAE et la masse myocardique pour le VD est d'environ 3 fois plus grande que le même rapport au niveau du VG et qu'il est plus grand chez les femmes que chez les hommes: à 1 gramme de tissu myocardique au niveau du VD correspondent 0,61 g de TA chez les femmes et 0,48 g de TA chez les hommes, tandis qu'au niveau du VG correspondent 0,17 g chez les femmes et 0,15 g chez les hommes. Chez les sujets sans hypertrophie myocardique (coeur normal et coeur ischémique sans hypertrophie) il existe une corrélation positive entre la quantité totale de TAE et l'IMC, qui n'est plus retrouvé dans le groupe avec hypertrophie myocardique. En revanche, dans le cadre de chaque groupe on n'a trouvé aucune corrélation entre le pourcentage de TAE par rapport à la masse myocardique et l'IMC. De même, dans ce groupe de sujets, il n'y a pas de corrélation entre la quantité totale de TAE et l'âge.

Les auteurs concluent qu'il *existe un rapport constant entre la masse du TAE et la masse myocardique pour chaque ventricule, qui n'est pas influencée par l'ischémie ou l'hypertrophie du myocarde.* Ils soutiennent l'hypothèse que le TAE et la masse myocardique augmentent proportionnellement pendant le processus d'hypertrophie myocardique. Il est donc suggéré que le TAE serait influencé par des facteurs locaux et non pas par la quantité globale de tissu adipeux, ce qui serait le cas dans l'obésité. Ultérieurement, Iacobellis et coll. (14) ont montré dans une étude échographique réalisée sur des sujets sains que le TAE est corrélé de manière significative avec la masse du ventricule gauche, indépendamment de l'âge et de l'IMC.

4. Le tissu adipeux épicardique – source de facteurs inflammatoires

4.1. Relation entre l'inflammation péri-adventitielle et l'athérosclérose

L'athérosclérose est le résultat de différents facteurs lésionnels qui agissent au niveau de la paroi vasculaire, des facteurs mécaniques, immunologiques et inflammatoires. Des études récentes *in vitro* ont montré que les cytokines inflammatoires stimulent la prolifération des cellules musculaires lisses, suggérant leur rôle dans l'athérosclérose. En même temps, les modifications inflammatoires au niveau des coronaires semblent jouer un rôle important dans l'apparition d'un spasme vasculaire et de l'angine instable.

Il y a de plus en plus d'études qui démontrent que des modifications au niveau de l'adventice où même au niveau périvasculaire peuvent altérer l'homéostasie vasculaire. Une théorie du passage cellulaire *"outside-to-inside"* a été élaborée, c'est-à-dire de l'obtention de lésions de l'intima vasculaire par son exposition à une série de facteurs de provenance périvasculaire (extra coronaire) et non pas intravasculaire. D'ailleurs, on connaît l'importance de l'accumulation péri-adventitielle des cellules inflammatoires dans l'apparition du syndrome coronarien aigu ou de la formation des lésions coronariennes après une intervention coronarienne.

Dans une étude *in vivo* réalisée sur le cochon, chez qui le segment proximal des coronaires a été mis en contact prolongé avec IL-1β, cytokines inflammatoire puissante, avec rôle dans la pathogenèse de l'athérosclérose, les chercheurs ont obtenu un épaississement de l'intima et ils ont induit un spasme vasculaire à l'histamine sur les segments respectifs (Figure 3). Les lésions ont été beaucoup plus discrètes lorsqu'on a utilisé, de manière concomitante avec IL-1β, un anticorps anti IL-1β et PDGF, soulignant ainsi l'effet de cette cytokine. Une accumulation des macrophages au niveau de l'adventice a été remarquée (18).

Dans une autre étude réalisée *in vivo*, sur les coronaires de porc, l'application péri-adventitielle de MCP-1 et LDL oxydé induit une accumulation de macrophages au niveau de l'adventice (par implication de petites protéines G de la famille Rho), leur activation par le LDL-oxydé (soulignant ainsi le rôle du stress oxydant) et la libération de cytokines

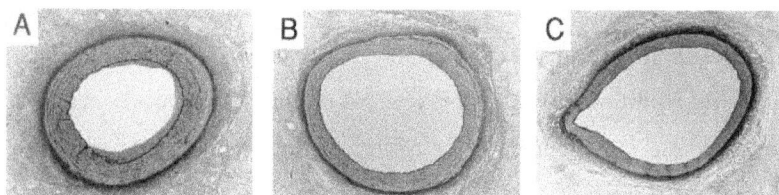

Figura 3. A. Epaississement de l'intima de la coronaire de porc après application péri-adventitielle chronique de IL-1β. **B.** Contrôle. **C.** Aspect de l'intima chez des animaux témoin, sans traitement (Shimokawa et al, Chronic treatment with interleukin-1 beta induces coronary intimal lesions and vasospastic responses in pigs in vivo. The role of platelet-derived growth factor. *J Clin Invest.* 1996)

inflammatoires et chémokines endogènes et même la migration des MF vers l'intima. Le résultat à long terme a été l'apparition des modifications au niveau de l'intima, le remodelage géométrique vasculaire des coronaires, le spasme vasculaire. Les résultats ont suggéré ainsi que des molécules bioactives du tissu péricoronaire peuvent altérer l'homéostasie artérielle (19). Il existe aussi d'autres conséquences, bénéfiques, de la réaction inflammatoire locale, comme la stimulation de la réponse angiogénétique et le développement de la circulation collatérale chez les patients avec coronaropathie sévère.

4.2. Les cytokines et le tissu adipeux épicardique

La présence d'un tissu adipeux actif du point de vue métabolique qui s'accumule autour des coronaires peut contribuer à la charge inflammatoire locale, avec passage direct des adipokines et de l'AGL vers la paroi vasculaire en absence du fascia et donc à l'apparition de l'athérosclérose suivie d'élévation du risque coronarien. Il a été démontré que les segments de coronaires qui ne sont pas entourés de TAE ou ayant un trajet partiellement intra myocardique sont protégés de l'athérosclérose. Une étude effectuée chez le lapin soumis à un régime riche en cholestérol, montre l'absence des lésions coronariennes dans les segments vasculaires avec trajet intra myocardique (20, 21) par rapport aux segments entourés de TAE. Cependant, dans la lipodystrophie généralisée congénitale quand le TAE est totalement absent, l'athérosclérose peut être présente, expliquée par des mécanismes différents, suggérant comme nous nous attendions que le TAE n'est pas le seul facteur responsable.

Une autre étude (22) montre que le tissu adipeux périvasculaire synthétise des facteurs chémotactiques comme IL-8 et MCP-1 responsables de la migration leucocytaire du sang vers la zone entre l'adventice et le tissu adipeux périvasculaire. Les macrophages sont plus nombreux et concentrées dans la graisse périadventitielle des artères coronaires avec plaques d'athérome avec nucléé lipidique par rapport aux coronaires non athérosclérotiques ou avec des fibrocalcifications.

Chez les patients obèses, le TAE secrète de nombreuses adipokines proinflammatoires et il est infiltré avec des macrophages, lymphocytes et basophiles. Mazurek et coll. ont réalisé récemment une étude dans laquelle ils ont comparé l'expression de quelques facteurs inflammatoires sur des biopsies de TAE et TA sous-cutané prélevés pendant l'intervention chirurgicale sur le cœur chez les patients avec coronaropathie importante, sans diabète ou obésité (23). Ils ont mis en évidence l'expression locale de quelques chémokines (MCP-1) et cytokines inflammatoires (IL-1β, IL-6 et TNF-α) et ils ont trouvé qu'elles sont mieux exprimées au niveau du TAE que dans le TA sous-cutané, ce qui démontre que le TAE contribuerait à la charge inflammatoire coronarienne locale. L'intensité de l'expression locale des cytokines n'est pas proportionnelle avec leur concentration plasmatique. Ils ont mis également en évidence une infiltration macrophagique plus importante dans le TAE que dans le tissu sous-cutané.

Quelques mécanismes qui expliquent les caractéristiques inflammatoires du TAE ont été proposés. Le premier prend en considération l'altération de la différenciation adipocytaire induite par des facteurs de risque conventionnels. Le deuxième pourrait être représenté par l'ischémie locale suivie par l'installation de l'hypoxie et l'augmentation consécutive du statut redox, mais aussi de l'expression des cytokines, avec possibilité d'intensification des processus oxydatifs au niveau du TA adjacent. Le troisième mécanisme prend en considération la différenciation des préadipocytes des macrophages en obésité (23).

Iacobellis et coll. (24, 25) ont démontré pour la première fois que le TAE exprime l'adiponectine. Elle est diminuée de manière significative dans le TAE des patients avec maladie coronarienne en comparaison avec les non coronariens. Dans une autre étude (26), il a été démontré que l'adiponectine est exprimée plus fortement dans le TA sous-cutané et que son expression est élevée de manière significative dans le TA viscéral par rapport au TAE. Une autre observation récente dans un lot de patients coronariens et non-coronariens qui ont bénéficié d'une intervention cardiaque, montre que l'expression de l'ARNm de la leptine et de l'adiponectine est plus élévée dans le TA sous-cutané par rapport au TAE et qu'elle est plus élevée chez les femmes que chez les hommes dans le TAE (27).

La résistine est un facteur adipocytaire lié à l'insulinorésistance et elle est élevée dans le TAE. L'expression de la résistine est comparable dans le TAE et le TA viscéral et plus élevée qu'au niveau du TA sous-cutané ou glutéo-fémoral (26). Une étude chez les patients obèses sans d'autres complications apparentes montre que l'épaisseur du TAE est plus grande et la concentration plasmatique de la visfatine et du PAI-1 dans le sang est plus élevée par rapport aux témoins avec poids normal. Tous ces paramètres sont en corrélation avec le TA viscéral mesuré par scanner (28). Bien que la visfatine soit considérée un marqueur du TA viscéral, il existe des études qui n'ont pas rapporté de variations significatives de l'expression de l'ARNm de la visfatine dans le TA viscéral par rapport au TA sous-cutané (29).

L'omentine a été trouvée chez l'homme dans le TA viscéral, mais non pas dans le TA sous-cutané, étant de cette façon considérée un marqueur du TA viscéral. Le niveau d'expression de l'ARNm de l'omentine est plus élevé dans les cellules stromales du TA que dans les adipocytes isolées et que ce niveau est aussi plus élevé dans les dépôts adipeux périvasculaires et le TAE par rapport au TA sous-cutané. Les préadipocites n'expriment pas l'omentine. La visfatine est retrouvé en préadipocytes dans un pourcentage de 3% par rapport au pourcentage retrouvé dans les cellules stromales du TA viscéral (29).

L'expression de l'ARNm de l'angiotensinogène est élevée dans le TAE et invariable dans le TA sous-cutané à la fin de l'intervention chirurgicale cardiaque par rapport à son moment initial. Les expressions de l'ARNm de l'enzyme de conversion de l'angiotensine et du récepteur de l'angiotensine II type 1 sont comparables dans les deux dépôts de TA et restent invariables à la fin de l'acte chirurgical par rapport au moment initial de la chirurgie (30). Les dernières années, plusieurs articles décrivent une liaison entre l'angiotensine II, le stress oxydant et l'insulinorésistance (31, 32). Par conséquent, ces observations suggèrent qu'une augmentation de l'ARNm de l'angiotensinogène dans le TAE peut contribuer à l'insulinorésistance présente chez ces patients à la fin de l'acte chirurgical.

Les propriétés biochimiques du TAE suggèrent son rôle de possible indicateur du risque métabolique et cardiovasculaire. Chez les cobayes il a été démontré que le TAE libère une quantité 2 fois plus grande d'AGL que le tissu adipeux périrenal viscéral, témoignant d'une forte capacité lipolytique (33). Ceci est probablement du à plusieurs mécanismes comme: l'effet anti-lipolytique de l'insuline plus diminué dans le TA viscéral et le nombre élevé de récepteurs β adrénergiques à ce niveau, spécialement β3, dont la stimulation rend active la lipolyse. Une autre étude a montré que la *fatty-acid-binding protein 4* (FABP4/aP2), présente dans les adipocytes et dans les macrophages des lésions athérosclérotiques, est également exprimée au niveau du TAE et elle est plus élevée chez les patients avec syndrome métabolique (34).

Il y a quelques caractéristiques qui différencient le TAE d'autres dépôts de TA: la petite dimension des adipocytes, la teneur en quelques acides gras et la riche teneur en protéines, le haut degré d'incorporation des AGL au niveau du TAE, de synthèse des AGL mais aussi de dégradation des AGL et de lipogenèse insulino-sensible, le taux diminué d'utilisation du glucose, l'expression réduite de l'ARNm de la lipoprotein-lipase, stérol-CoA désaturase et acétyl-CoA alpha-carboxylase. (11, 35).

Chez les patients obèses, le TAE est corrélé avec des marqueurs d'insulinorésistance, tel que l'index de captation du glucose au niveau du corps entier (la méthode du *clamp* normoglicémique hyperinsulinémique), et les indices d'insulinorésistance et de l'intolérance au glucose obtenus lors du test de tolérance au glucose par voie orale (TTGO). Cet aspect peut présenter de l'importance pratique, tant clinique que dans la recherche, pour l'évaluation du risque métabolique dans l'obésité (36).

5. Méthodes d'évaluation du tissu adipeux épicardique

5.1. Evaluation échographique du tissu adipeux épicardique

Iacobellis et coll. (14) ont été les premiers qui ont réalisé et validé la mesure du TAE par la méthode échographique cardiaque transthoracique bidimensionnelle, ainsi que l'échographique cardiaque en mode M. Les patients sont couchés en décubitus latéral gauche. L'examen échographique cardiaque suppose d'effectuer environ 10 coupes parasternales dans l'axe long et court du coeur en bidimensionnel et 10 cycles en mode M. Pour une évaluation correcte, l'enregistrement vidéo doit être lu par deux échographistes expérimentés. Dans l'étude de Iacobellis, ce coefficient de variation entre les deux a été de 3%, ce qui indique une bonne reproductibilité de la méthode de mesure. Le TAE est apprécié par la mesure de son épaisseur au niveau de la paroi libre du ventricule droit dans les deux sections effectuées, à la fin de la systole. Cette mesure doit être faite soigneusement, de sorte à éviter la mesure oblique de la couche de tissu adipeux, situation dans laquelle le TAE serait surestimé. À l'échographe, le TAE se présente comme une couche anechogène entre la paroi du VD et le péricarde (Figure 4). Quant le TAE est en grande quantité, il peut se présenter même comme hyperechogène.

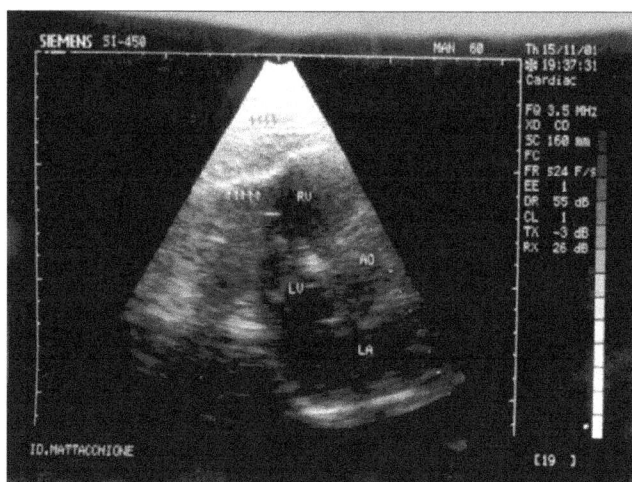

Figure 4. Mesure de l'épaisseur du tissu adipeux épicardique (délimitée par des fléchettes blanches) à l'aide de l'écographie cardiaque, sur une coupe parasternale dans l'axe long du coeur. (*Iacobellis G et al. Epicardial fat from echocardiography: a new method for visceral adipeuxe tissue prediction.Obes Res. 2003*).

Le choix de mesurer l'épaisseur du TAE au niveau de la paroi du ventricule droit (VD) à la fin de la systole a été fait pour les raisons suivantes: 1) cette région est reconnue comme ayant l'épaisseur absolue la plus grande du TAE et 2) en écographie cardiaque les coupes parasternales en axe long et court permettent la mesure du TAE au niveau du VD avec maximum de précision. En cas de présence de l'hypertrophie du trabécule du ventricule droit, elle n'influence pas l'évaluation du TAE. La valeur maximale pour chaque section a été mesurée, ensuite la moyenne des valeurs a été réalisée. L'analyse des données échographiques montre que les mesures du TAE effectuées en sections différentes ont des valeurs extrêmement proches entre elles et qu'elles se rapprochent fortement de ses mesures déterminées par IRM. Toutes ces données confirment que la méthode échographique de mesure du TAE est une méthode simple, peu coûteuse, directe et exacte.

Il s'est posé la question de savoir si le TAE pourrait avoir un rapport avec le gain global de poids ou s'il est en liaison avec le développement de quelques dépôts de TA comme le TA sous-cutané ou le TA viscéral abdominal.

À présent on admet que le tour de taille (T taille) représente la meilleure méthode anthropométrique d'appréciation de l'obésité abdominale viscérale. L'augmentation T taille est considérée un marqueur du risque cardiovasculaire. Il a été démontré, tant chez les patients obèses, que chez les patients avec poids normal qu'il existe une corrélation étroite entre l'épaisseur du TAE mesurée par échographie, T taille et le TA viscéral abdominal évalué par IRM ou scanner (37, 38, 39). La corrélation entre le TAE et le TA viscéral est plus forte que la corrélation entre le TAE et T taille. Sachant que le TA viscéral est corrélé avec le risque métabolique et cardio-vasculaire en obésité, la mesure échographique du TAE, plus simple comme méthode, pourrait être utilisée avec succès dans l'appréciation du TA viscéral, tant dans la pratique clinique que pour des finalités de recherche (40).

Iacobellis et coll. (41) ont établi une valeur moyenne au-delà de laquelle le TAE peut être considéré un marqueur prédictif du risque cardiovasculaire. Cette valeur est de 9,5 mm pour les hommes et de 7,5 mm pour les femmes.

Les mêmes auteurs ont montré que le TAE mesuré par échographie est corrélé avec les principaux paramètres cliniques et anthropométriques du syndrome métabolique: le tour de taille (T taille), l'insulinémie à jeun, la pression artérielle diastolique, ainsi qu'avec le LDL- cholestérol, l'adiponectine plasmatique, le HDL-cholestérol et la pression artérielle systolique et cette mesure a été proposée comme un nouvel indicateur du risque cardiovasculaire (38).

Ultérieurement, plusieurs études qui ont adopté et utilisé la méthode d'échographie cardiaque proposée par Iacobellis pour la mesure du TAE. Une de ces études (42) montre une corrélation entre le TAE et les marqueurs de l'inflammation et de l'insulino-résistance: le tour de taille, le TA viscéral (mesuré par scanner abdominal), l'IMC, l'âge, mais aussi la PCR et le score HOMA-IR.

Une autre observation montre que suite à une perte importante de poids, le TA viscéral et le TAE diminuent de manière significative. Ces éléments s'associent à l'amélioration des paramètres du syndrome métabolique (SM) et de ceux morphologiques et fonctionnels du coeur (43). Dans la même lignée se situent les résultats d'une autre étude qui montre que chez les patients avec obésité sévère qui ont bénéficié de chirurgie bariatrique et qui ont perdu du poids de manière significative il y a une importante diminution du TAE – mesurée par échographie – par rapport à la valeur initiale. Cette évaluation échographique rapide et simple pourrait être utilise dans l'appréciation et la surveillance du TA viscéral dans cette catégorie de patients, ainsi que dans le cas d'autres types de traitements de l'obésité (44). L'évaluation du TAE pourrait faciliter l'appréciation à long terme de la quantité de TA viscéral chez les patients qui ont suivi des thérapies médicamenteuses qui induisent la perte de poids ou qui ont pris des médicaments qui agissent aussi niveau du TA comme: thiazolidindione, fibrates, bloquants des récepteurs de l'angiotensine, thérapie avec antirétroviraux avec activité puissante, thérapie hormonale (45).

5.2. Evaluation par scanner et IRM du tissu adipeux épicardique

La mesure de l'épaisseur du TAE à l'aide du scanner se fait par acquisition des images, utilisant les mêmes repères que ceux présentés à l'évaluation échographique (Figure 5). Des coupes avec orientation axiale oblique pour l'étude correcte des quatre chambres du cœur ont été faites; l'épaisseur de ces coupes était de 10 mm (46).

Jusqu'à présent il y a très peu d'études qui utilisent la mesure du TAE par scanner (47). Une étude réalisée à l'aide du scanner montre que la mesure volumétrique du TAE a une meilleure reproductibilité (coefficient de variabilité entre 3-5%) que les mesures plus simples, comme celle linéaire ou celle de l'aire du TAE (coefficient de variabilité pour cette étude 11-23%) et elle est corrélée positivement avec des marqueurs de l'obésité et syndrome métabolique (48). Pour la détermination correcte de la surface du TAE sur les sections principales du coeur, dans l'axe long et court du cœur, une section axiale traversant la valve mitrale a été faite, sur laquelle l'axe long du cœur a été établi, une section pour l'axe court traversant par le milieu du VG et une section avec les 4 cavités: VG, VD, OG, OD. La surface du tissu adipeux épicardique a été mesurée dans chaque section de référence: la somme des trois valeurs donnera un coefficient de masse épicardique (cm²).

Une autre étude a analysé la possibilité d'évaluer le TAE par scanner. Les auteurs ont trouvé que le volume du TAE est associé à l'obésité, au score de calcification coronarienne, au syndrome métabolique et à la coronaropathie et que cette méthode non- peut être utilisée avec succès dans le dépistage et l'évaluation du risque coronarien (à côté de la coronarographie et du score de calcification coronarienne) (49).

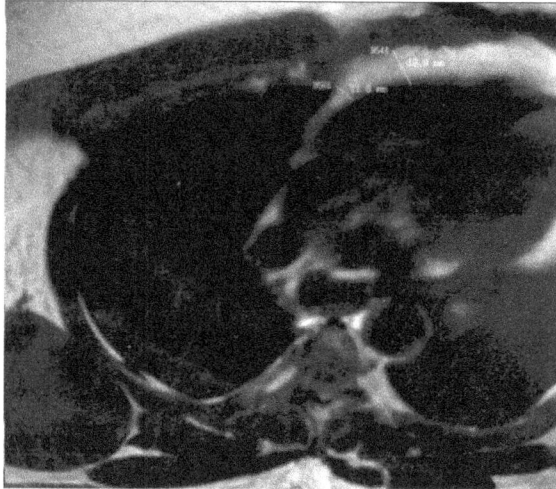

Figure 5. Mesure de l'épaisseur du tissu adipeux épicardique à l'aide de l'IRM cardiaque (*Iacobellis G et al. Epicardial fat from echocardiography: a new method for visceral adipeuxe tissue prediction. Obes Res.*2003;11(2):304-10.)

Autres études ont mesuré le TAE total, volumétrique, à l'aide de l'IRM cardiovasculaire utilisant la somme des valeurs mesurées par des coupes consécutives dans l'axe court du coeur. Ces observations montrent que cette modalité de mesure est plus exacte et avec une meilleure reproductibilité que les mesures linéaires de l'épaisseur du TAE (50, 51). Dans une autre étude, on a eu recours à la délimitation manuelle de l'aire du TAE sur IRM, à l'aide d'un logiciel, ensuite la valeur a été multipliée par l'épaisseur de la section et ultérieurement convertie en grammes utilisant la densité du TA qui est de 0,9196 g/ml pour obtenir la masse du TAE (52).

6. Relation entre le tissu adipeux épicardique et les paramètres fonctionnels du coeur

On sait que l'obésité en général et surtout l'accumulation de tissu adipeux intra-abdominal en excès joue un rôle important dans l'apparition du risque cardiovasculaire. L'obésité est associée à des modifications morphologiques du coeur, spécialement du VG, sans que le mécanisme soit complètement élucidé. Quelques études ont rapporté une liaison positive entre l'IMC et l'augmentation de la masse du VG (53, 54, 55, 56, 57) d'autres l'ont infirmé (58, 59, 60, 61, 62). L'obésité a été associée au remodelage ventriculaire et à l'hypertrophie ventriculaire excentrique (53, 54, 55, 56, 57). Différents auteurs mettent en discussion même la définition des quelques valeurs prédictives de l'IMC pour l'apparition des modifications du VG.

Chez les sujets obèses sans complications (diabète, modifications de la tolérance au glucose, HTA, dislipidémie), une liaison entre la croissance pondérale et la masse du VG, les modifications de la géométrie du VG ou la véritable hypertrophie du VG n'a pas été trouvée, les valeurs étant comparables avec les valeurs des sujets normopondéraux (59). En revanche, il existe une corrélation entre l'obésité sans complications et la fonction diastolique et entre l'obésité sans complications et une hyperkinésie systolique (60, 61, 62). L'absence de l'hypertrophie du VG serait due à l'absence de l'HTA et de l'augmentation de l'adaptabilité du cœur à l'augmentation de la quantité de TA. D'autres études montrent un effet indépendant de l'insulinorésistance sur l'hypertrophie ventriculaire,

35

l'insuline agissant soit directement sur le myocarde comme un facteur de croissance, soit par l'intermédiaire du système nerveux sympathique, de l'angiotensine ou probablement de certains hormones liés à insulino-résistance, comme par exemple la leptine.

Il y a des observations qui suggèrent que le TA péricardique pourrait avoir un rôle dans l'apparition des modifications morphologiques cardiaques. Les études prennent en considération le TAE, qui fait partie du TA péricardique et qui pourrait, par un rôle fonctionnel ou mécanique, contribuer aux anomalies morphologiques du VG dans l'obésité. Récemment on a mis également en discussion la liaison possible entre le TA intracardiaque (myocardique) et les modifications du VG.

Le TAE mesuré par écographie est corrélé avec la masse du ventricule gauche, comme montré dans l'étude échographique effectuée chez des sujets obèses par Iacobellis (63) et comme il a été d'ailleurs démontré avant par Corradi dans son étude sur cadavre. La masse du VG est calculée appliquant la formule anatomique de Devereux. Cette corrélation est indépendante de l'âge et de l'IMC (qui reflète l'adiposité totale) contrairement aux éléments rapportés dans une étude antérieure (64). Le TAE n'est pas en corrélation avec l'épaisseur de la paroi du VG, suggérant qu'il y a d'autres facteurs principaux qui agissent sur la géométrie du VG, comme l'hypertension ou la cardiopathie ischémique. Une relation cause - effet entre le TAE et la masse du VG n'a pas pu être établie. On peut affirmer seulement que l'augmentation de la graisse viscérale à un effet direct sur la fraction d'éjection du VG, sur le rendement du cœur et sur la perfusion du corps entier. En même temps, les propriétés biochimiques du tissu adipeux viscéral comme insulinorésistance, le niveau élevé d'acides gras libres et l'activité βadrénergique augmentée peuvent représenter des facteurs qui contribuent à l'hypertrophie du VG.

Il y a une liaison étroite entre l'obésité et la dysfonction diastolique, générée par l'altération de la relaxation du VG ou une augmentation de la résistance de la paroi myocardique, qui conduit progressivement à une augmentation de la force de contraction atriale et dilatation atriale. Cet aspect a été aussi décrit dans l'obésité sans complications (60, 61, 62). La dysfonction diastolique est le résultat d'une combinaison entre des facteurs métaboliques et hémodynamiques. Il a été démontré qu'il existe une relation entre la dysfonction diastolique, l'hyperinsulinisme et l'hyperglycémie. Il parait que l'insulinorésistance peut affecter les mécanismes biochimiques qui se déroulent pendant la relaxation diastolique, affectant le couplage actin-myosinique du à l'absence de captation du calcium dans le réticulum endoplasmique (65). Ces mécanismes ne sont pas complètement élucidés. Iacobellis et coll. (66) ont évalué d'une part la relation entre le TAE, considéré par les mêmes auteurs un nouveau marqueur d'adiposité viscérale, et les dimensions atriales ainsi que la fonction diastolique, d'autre part. Ils ont montré que chez les sujets avec obésité morbide une augmentation du TAE, mesuré par écographie, est corrélée de manière significative avec l'altération des paramètres diastoliques, avec l'augmentation des dimensions atriales bilatérales. Cette corrélation a été indépendante de l'IMC, de l'âge et du sexe. L'augmentation du TAE pourrait affecter de point de vue mécanique le remplissage diastolique du VG et du VD et consécutivement la dilatation atriale, potentiels facteurs de risque pour l'apparition de la fibrillation auriculaire chez les sujets obèses. Il est probable que dans l'obésité massive existe un effet concomitant à l'augmentation du TAE, de l'IMC et de l'insulinorésistance qui conduit à l'affectation du remplissage diastolique et dilatation atriale.

7. La relation entre le tissu adipeux épicardique et la stéatose hépatique

Iacobellis et coll. ont montré que chez les patients avec risque métabolique et cardiovasculaire élevés, il existe une corrélation entre le TAE mesuré par échographie et les transaminases hépatiques (ASAT, ALAT et leur rapport) comme marqueur de la stéatose hépatique, corrélation qui est indépendante de l'accumulation globale de graisse (67). Cette étude a évalué la relation entre le TAE, la stéatose hépatique et l'IR chez les obèses. On a trouvé que le TAE représente un paramètre plus sensible que la stéatose dans l'appréciation du risque des complications dans l'obésité (68).

Chez les jeunes sans diabète, le degré de stéatose hépatique a été évalué par résonance magnétique spectroscopique hépatique qui a été ensuite comparée avec la mesure du TAE par IRM et résonance magnétique spectroscopique cardiaque. Chez les patients avec stéatose hépatique, la surface du TA intrapéricardique et extrapéricardique est plus grande que chez les individus sans stéatose, suggérant en fait l'accumulation de graisse en parallèle dans deux régions de TA ectopique. Les chercheurs n'ont pas détecté de modifications de la morphologie du VG ni de la fonction systolique ou diastolique chez les sujets avec stéatose hépatique, mais ils ont détecté une anomalie du métabolisme énergétique du VG évaluée par le rapport phosphocréatinine /adénosine triphosphate qui est diminué (69).

8. Le tissu adipeux épicardique et le risque cardio-vasculaire

Une étude réalisée chez les femmes en ménopause (48), chez lesquelles l'épaisseur du TAE a été mesurée en regard des artères coronaires principales à l'aide du scanner, montre une épaisseur moyenne globale du TAE de 11,2 +/- 2,2 mm (5,4-19,1) et une corrélation positive du TAE avec des facteurs de risque cardiovasculaires comme: l'âge, le poids, le tour de taille, le tabac, la glycémie, la pression artérielle systolique. Une corrélation négative a été établie entre le TAE et le HDL-cholestérol. En même temps, il existe une corrélation entre le TAE et le degré de calcification des coronaires mis en évidence au scanner. La corrélation entre le TAE, des facteurs de risque cardiovasculaire et la calcification coronarienne est un argument en faveur de l'hypothèse que le TAE serait en liaisons avec l'apparition de l'athérosclérose coronarienne.

L'acquisition et la reconstruction 3D des images intravasculaires utilisant les ultrasons a permis l'observation que les plaques athérosclérotiques coronariennes sont de manière prépondérante excentriques, sont accompagnées par le remodelage de la paroi vasculaire et présentent une distribution péricardique (celle myocardique étant rare ou absente), possible en relation avec un facteur externe qui pourrait être le TAE (70). Utilisant la mesure échographique du TAE et l'évaluation coronarographique du degré de sténose coronarienne, Ahn et coll. montrent que l'épaisseur du TAE est beaucoup plus grande chez les coronariens que chez les personnes avec des coronaires normales et elle se trouve en corrélation avec des marqueurs inflammatoires et de l'insulinorésistance (42, 71). La couche de TAE est beaucoup plus épaisse chez les patients avec angine instable que chez les patients avec angine stable ou douleur thoracique atypique.

Une autre observation faite chez les patients coronariens confirme que le TAE mesuré par échographie au niveau du VD (méthode proposée par Iacobellis), est corrélé aussi bien avec le degré de sténose coronarienne évaluée sur coronarographie utilisant le score de Gensini qu'avec les marqueurs d'obésité abdominale et d'inflammation. Il a été démontré que le TAE se retrouve parmi les facteurs indépendants qui peuvent induire une sténose coronarienne significative, à côté du tabac, de l'âge et du diabète sucré (72).

Une autre évaluation montre que la fonction systolique ventriculaire régionale du coeur est déjà affectée dans les stades initiaux de l'HTA, même si la fonction globale du cœur est normale et que le TAE (mesuré par IRM) contribue, à côté de la dislipidémie et de l'IR à l'altération de la fonction systolique régionale (73).

L'épaisseur du septum inter atrial, constitué principalement de tissu adipeux (mesuré par échographie), est corrélée avec la sténose coronarienne (74, 75). Dans une autre étude, le même auteur, montre que sur le lot de patients sélectionnés il n'a pas trouvé de corrélation entre le TAE mesuré par échographie et la coronaropathie (évaluée par angiographie). Une autre observation rencontre celle déjà évoquée et montre que le TAE ne s'associe pas à la sévérité de la coronaropathie (76).

On sait que les patients infectés par VIH présentent une accélération du processus d'athérosclérose et un risque cardiovasculaire élevé. Le traitement avec des antirétroviraux avec forte action, récemment introduit, est corrélé avec l'apparition, chez ces patients, du syndrome métabolique et de la lipodystrophie (LDS) avec une augmentation du TA viscéral et avec la réduction du TA sous-cutané. Chez ces patients, l'évaluation du TAE par écographie est corrélé avec la mesure échographique de l'épaisseur intima-media au niveau carotidien (77) et avec le TA viscéral (mesuré sur IRM). L'épaisseur du TAE mesuré par l'échographie un bon marqueur de l'adiposité viscérale et index de l'athérosclérose sous-cliniques chez les patients avec VIH et syndrome métabolique avec LDS (78).

Chez les patients avec déficit de hormone de croissance, avec ou sans traitement substitutif, une plus grande quantité de TAE mesuré par écographie que chez les sujets normaux a été mise en évidence. Le TAE est corrélé avec le TA viscéral, pouvant être utilisé comme indicateur du risque cardiovasculaire à long terme pour cette catégorie de patients (79).

II. Caractéristiques morpho-fonctionnelles du tissu adipeux

1. Aspects histologiques

Chez les humains, on distingue deux types de tissu adipeux: brun et blanc.

- **Le tissu adipeux brun** est bien représenté chez le nouveau-né, tandis que chez l'adulte il est présent en petites quantités (200 grammes). Il est très bien vascularisé et très bien innervé de point de vue sympathique. Les adipocytes brunes sont plus petites comme dimensions, couplées entre elles par des jonctions canaliculaires *"gap junctions"*, sont riches en mitochondries dans lesquelles se trouve la thermogénine, protéine impliquée dans la régulation du poids et de la thermogenèse chez les rongeurs et les animaux qui hibernent. Dans ces cellules, les mitochondries sont découplées de l'action hormonale (adrénergique, hormones thyroïdiens), de sorte que la chaîne de phosphorylation produit directement de la chaleur au lieu d'accumuler de l'énergie par la synthèse d'ATP, partant d'un gradient protonique qui résulte des processus de déshydrogénation du cycle Krebs.

- **Le tissu adipeux blanc** prédomine chez l'adulte, représentant 15-18% de la masse corporelle chez l'homme et 20-25% chez la femme. Chez l'adulte normopondéral nous retrouvons environ 10-15 kg de graisse. En obésité la quantité de tissu adipeux augmente de manière impressionnante.

Les adipocytes sont des fibroblastes modifiés capables de stocker des lipides en quantités qui peuvent représenter 60% jusqu'à 80-95% du volume cellulaire, dont 90 jusqu'à 99% sont des TGL composées majoritairement des acides gras suivants: acide myristique, palmitique, stéarique, oléique et linoléique, mais il y a aussi de petites quantités d'AGL, cholestérol estérifié et phospholipides. Par l'accumulation de TGL, les dimensions de l'adipocyte peuvent atteindre 100-200µm. Les cellules adipeuses peuvent synthétiser de petites quantités d'acides gras et triglycérides des carbohydrates, cette fonction supplémentant la synthèse des lipides hépatiques.

Le tissu adipeux blanc peut avoir un *rôle de structure*. Il peut ainsi constituer un support adaptatif pour la pression ou choc mécanique protégeant les organes ou les tissus qu'il entoure (reins, ganglions, graisse périorbitaire ou coussinets palmo-plantaires, dépôts autour de grandes articulations, ou graisse autour des glandes mammaires). Ce tissu est peu sensible aux grandes variations de l'apport calorique et ne disparaît pas totalement ni dans des conditions de perte accentuée du poids. Le tissu adipeux blanc *de réserve* est largement répandu, on le retrouve au niveau sous-cutané, intra-abdominal, viscéral. C'est un tissu très sensible aux modifications métaboliques ou d'apport calorique, représentant la réserve énergétique de l'organisme. Ce tissu a également un rôle d'isolateur thermique et intervient dans l'équilibre hydrique de l'organisme.

Le tissu adipeux blanc est un tissu conjonctival hétérogène formé de différents types de cellules:

Les adipocytes matures – se caractérisent par un dépôt central lipidique, qui occupe sur la section presque toute la surface adipocytaire. L'aspect caractéristique est de «bague à chaton», le nucléé étant excentré, poussé vers la membrane plasmatique. Les adipocytes provenant du tissu adipeux sous-cutané sont plus grandes que celles du tissu adipeux viscéral. Chez les patients obèses on a observé que les adipocytes sont hypertrophiées et en nombre plus élevé que chez les sujets normo-pondéraux.

Les cellules de la fraction stromale – sont représentées par les pré-adipocytes en différents stades de maturation, fibroblastes, les cellules endothéliales, les leucocytes et les macrophages. À la différence du tissu adipeux sous-cutané, le tissu adipeux viscéral présente une fraction stromale plus importante. Chez les obèses il existe une infiltration de macrophagique, aspect détaillé dans le sous-chapitre suivant.

La matrice extra-cellulaire (MEC) – est composée des protéines de structure (différents types de collagène) et des protéines d'adhésion (fibronectine, laminine, protéoglicans comme le condroïtin sulfate, héparan sulfate). La MEC est située en contact direct avec les adipocytes et les cellules stromales et elle peut interagir avec les récepteurs cellulaires membranaires comme les intégrines et induire la prolifération et la différenciation des adipocytes, de même que la réorganisation du cytosquelette (80).

Le tissu adipeux est richement vascularisé et la vascularisation augmente beaucoup dans l'obésité. Les adipocytes sont en contact direct avec les capillaires sanguines, dont la perméabilité conduit à des échanges métaboliques intenses. L'innervation est assurée par le système nerveux sympathique. On a mis en évidence aussi bien des récepteurs adrénergiques α que β qui exercent des actions opposées sur la lipolyse et dont l'expression est variable d'un territoire anatomique à l'autre.

2. Les macrophages dans le tissu adipeux

Les macrophages (MF) sont des phagocytes mononucléaires, impliquées dans des processus inflammatoires et immunologiques, avec action immédiate, de défense contre les germes pathogènes et d'élimination progressive des cellules mortes (81). Les MF ont été mises en évidence dans tous les tissus. Dans le tissu adipeux, les macrophages se retrouvent au niveau de la fraction stromale, à côté des pré-adipocytes en différents stades de maturation, fibroblastes, cellules endothéliales, leucocytes.

Des expériences réalisées par greffe de moelle osseuse chez les souris (82) montrent que chez les obèses, elles proviennent des monocytes plasmatiques se trouvant en état pro-inflammatoire (83, 84). Les monocytes migrent dans le TA où elles se différencient en MF, ayant des fonctions spécifiques pour le tissu adipeux (81). Une fois activées, les MF produisent toute une série de facteurs de croissance, des citokines, des chémokines et des enzimes protéolitiques (85). Chez les normo-pondéraux, les MF sont rares, situées près des adipocytes matures et les vaisseaux de sang. Leur rôle est probablement de réponse aux infections locales. Chez les obèses il y a une importante *infiltration macrophagique* spécialement dans le tissu adipeux viscéral, qui a la particularité de posséder une fraction stromale plus importante, à la différence du tissu adipeux sous-cutané. Cette infiltration est la conséquence d'un processus de différenciation des monocytes circulantes et mobilisation au niveau du TA par le phénomène de diapédèse. Il y a des auteurs qui soutiennent l'hypothèse de la différenciation des pré-adipocytes vers la ligne macrophagique (86, 87).

Il a été démontré sur des modèles animaux d'obésité qu'il existe une relation proportionnelle entre la dimension des adipocytes et le nombre des MF du stroma TA (82). En plus de l'hypertrophie adipocytaire, la vascularisation et l'innervation spécifique d'un compartiment adipeux peuvent expliquer les différences qui apparaissent dans l'infiltration du tissu respectif avec des cellules immunitaires. On a constaté qu'il n'y a pas de liaison entre le nombre de MF du TA viscéral et celui du TA sous-cutané pour le même individu (88), l'infiltration des deux compartimentes étant complètement différente (environ deux fois plus grande dans le TA viscéral par rapport au sous-cutané). L'infiltration macrophagique est corrélée avec l'âge mais aussi avec la taille adipocytaire et avec l'IMC (qui restent positives après ajustement avec l'âge [82, 89]).

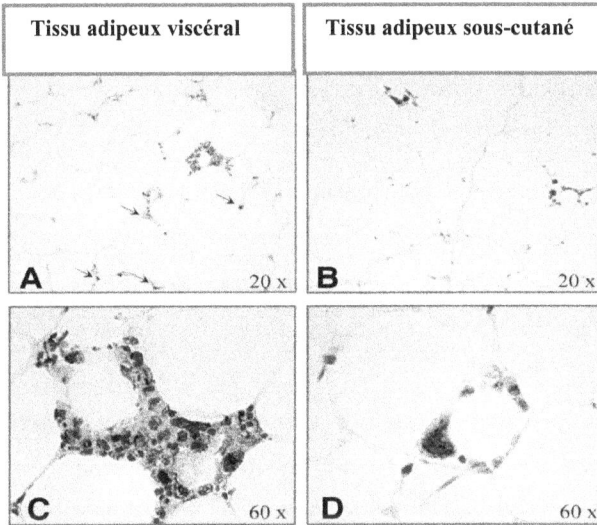

Figure 6. Infiltration macrophagique du tissu adipeux chez un sujet avec obésité massive (image immunohistochimique, marquage avec CD68), plus importante dans le tissu adipeux viscéral (A, C) par rapport au tissu sous-cutané (B, D) (*Cancello R et al. Increased infiltration of macrophages in omental adipose tissue is associated with marked hepatic lesions in morbid human obesity. Diabetes 2006).*

En plus des propriétés métaboliques distinctes, de l'expression génique, des fonctions sécrétoires ou hormonales spécifiques de différents dépôts de TA blanc, avec des localisations différentes dans l'organisme, le degré d'infiltration macrophagique représente un nouvel élément spécifique de tissu (90). Chez les obèses, les macrophages peuvent s'accumuler et différencier en adipocytes (87).

Typiquement, les MF sont disposées sous forme de "couronne" autour d'un seul adipocyte, comme montré dans la Figure 6 où les macrophages sont marquées non- spécifiquement avec CD68 (marqueur de l'activité phagocytaire). L'anticorps spécifique pour les MF matures est HAM56.

Ces macrophages contiennent dans le cytoplasme des particules de TGL, ressemblant aux cellules écumeuses ou aux phagocytes, modification présente dans le TA uniquement dans l'obésité et absente chez les normo-pondéraux (91, 92, 93). Il parait que l'adipocyte entouré des MF aurait un aspect de nécrose, ce qui a été aussi antérieurement démontré sur des modèles cellulaires d'adipocytes mortes (94, 95). Les études ont montré que les macrophages se localisent dans la proximité des adipocytes nécrosées, nombreuses chez les obèses, permettant leur élimination (96). La morphologie, la distribution et le marquage spécifique suggèrent une activité phagocytaire des MF dirigée contre les adipocytes du TA chez les obèses.

L'infiltration macrophagique est dépendante de la présence des facteurs inflammatoires et des signaux chémotactiques comme: IL-8, MCP-1 (*monocyte chemotactic protein*-1), CCR2 (*monocyte chemotactic protein-1 receptor*), PLAUR (*plasminogen activator urokinase receptor*) et CSF-3 (*colony-stimulating factor*-3), facteurs élevés dans le TA chez les obèses. On sait que la leptine peut stimuler la diapédèse et l'infiltration macrophagique du tissu adipeux (84).

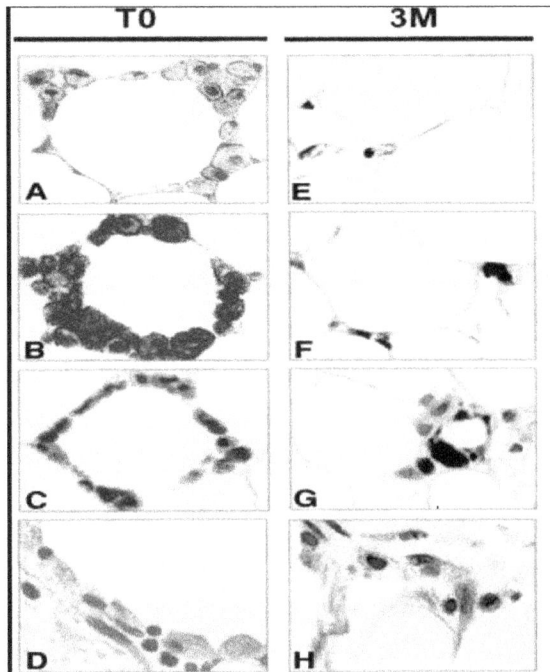

Figure 7. Image d'immunohistochimie de l'infiltration macrophagique au niveau du tissu adipeux (*Cancello et al. Reduction of macrophage infiltration and chemoattractant gene expression changes in white adipose tissue of morbidly obese subjects after surgery-induced weight loss. Diabetes. 2005*) - infiltration macrophagique initiale (T0) et à 3 mois après une significative perte de poids (3M). Les macrophages sont colorées avec de l'hématoxyline éosine (A, E), marquées avec HAM56 (B, F) ou marquées avec CD68 (C, G); on observe sa perte d'intensité à 3M. En revanche, le marquage pour IL-10 (cytokine anti-inflammatoires) était absent à T0 (D) et devient positif après la perte de poids à 3M (H).

Il y a des études qui ont mis en évidence l'existence d'un statut hypoxique dans le TA en obésité et ont montré que le marqueur de l'hypoxie tissulaire, HIF-1α (*hypoxiainducible factor-1α*) est élevé dans le TA chez les obèses (97, 98). Il parait que l'hypoxie locale soit un des facteurs essentiels qui contribuent à la mobilisation des MF (98). Le rôle de l'hypoxie cellulaire et tissulaire dans l'attirance et la captation des macrophages est bien connu, cet aspect étant également retrouvé au niveau tumoral, ainsi qu'au niveau de la plaque d'athérome (99).

Les macrophages peuvent être aussi bien la cause que la conséquence du statut micro inflammatoire dans l'obésité, par le fait de synthétiser la plupart des cytokines pro-inflammatoires et, de cette façon, ayant des implications dans l'apparition des complications liées à l'obésité (100). Le nombre des macrophages est corrélé à l'insulino- résistance, TGP et γGT. Dans l'obésité morbide, la sévérité de l'infiltration des MF au niveau du TA viscéral est corrélé avec le degré des lésions hépatiques fibro-inflammatoires (*nonalcoholic fatty liver disease* - NAFLD), mais il n'y a pas de corrélation entre ces modifications et l'infiltration des MF au niveau sous-cutané (88). Les MF activées secrètent des cytokines qui activent la lipolyse par différents mécanismes qui conduisent finalement à la phosphorylation LHS, contribuant ainsi à l'augmentation de la libération d'AGL dans le TA viscéral et ensuite à l'augmentation de l'exposition hépatique à l'AGL qui favorise NAFLD (101).

Les MF modulent le développement du tissu adipeux par un mécanisme paracrine. Les produits de sécrétion des MF inhibent l'accumulation de lipides en adipocyte, réduisant l'expression génique des marqueurs adipogénétiques et lipogénétiques, inhibant fortement la différenciation pré-adipocitaire (par l'inhibition de l'expression des deux gènes clé de l'adipogenèse: PPARγ2 et C/EBPα), mais préservant la capacité de stimulation de la proliferation pré-adipocytaire. Cette réduction de la différenciation semble être une manière de limitation de l'expansion adipocytaire. En revanche, la stimulation de la prolifération pourrait favoriser la résistance à la perte de poids ou le regain facile de poids par les obèses (102). Il a été observé une corrélation entre le niveau plasmatique des TGL et le HDL-cholestérol et l'accumulation des MF au niveau du TA viscéral, ce qui pourrait être un possible élément de liaison entre l'obésité et l'atteinte cardiovasculaire chez les obèses (103).

Une significative perte de poids des patients avec obésité sévère (après chirurgie bariatrique) fait que le nombre des macrophages ou l'infiltration macrophagique diminue et leur disposition en couronne disparaît, elles étant localisées spécialement dans la proximité des vaisseaux de sang (Figure 7). On a constaté que dans le TA de ces patients, l'expression génique des cytokines pro-inflammatoires et chémotactiques diminue elle aussi, de même que la concentration plasmatique des protéines de phase aigue: protéine C réactive (PCR), amyloïde sérique A (SAA) et orosomucoïde (ORO).

En revanche, une corrélation positive entre la diminution des MF et les valeurs des paramètres cliniques et métaboliques, y compris la résistance à l'insuline n'a pas été obtenue. L'apparition d'un marquage des MF positif pour les cytokines anti-inflammatoires (dont la plus puissante est IL-10) suggère la modification de leur phénotype; suite à la perte importante et rapide de poids, elles se transforment : de macrophages pro-inflammatoires (MF1) elles deviennent anti-inflammatoires (MF2) (88, 103). En conclusion, l'infiltration macrophagique du TA viscéral contribue à l'apparition du statut micro-inflammatoire en obésité et elle est corrélée avec le degré des lésions hépatiques fibro-inflammatoires; pour cette raison elle a été proposée comme «surrogate marker» pour l'évaluation NAFLD dans obésité massive.

3. Le rôle de glande endocrine du tissu adipeux

De nombreuses études réalisées les dernières années ont montré que le tissu adipeux est loin d'être un simple tissu inerte qui sert uniquement au stockage des réserves de lipides dans l'organisme. Les adipocytes sont de véritables cellules sécrétoires (104). Les études effectuées *in vitro*, *ex vivo* ou *in vivo* ont montré que les adipocytes aussi bien que les préadipocytes produisent des molécules "messager", qui exercent de fortes actions biologiques locales (effet paracrine) ou un effet à distance, dans l'organisme entier (effet endocrine). Le terme „adipokines" utilisé initialement pour designer les substances produites en particulier par le TA, désigne aujourd'hui la totalité des substances synthétisées dans le TA. On a observé que les adipokines s'expriment de manière différente dans le TA en fonction de sa localisation sous-cutanée ou viscérale. En obésité, les adipokines sont impliquées dans le développement du tissu adipeux, dans le phénomènes d'athérogenèse et de thrombose et ont un rôle important dans la physiopathogénie de l'insulinorésistance et du syndrome métabolique (105, 106).

Les principales adipokines sont:

Hormones:

- la leptine, hormone adipocytare qui règle l'apport alimentaire, l'équilibre énergétique, mais qui a également des effets au niveau hipotalamo-hypophysaire ou sur l'insulinorésistance.

- l'adiponectine, avec rôle protecteur sur les conséquences métaboliques néfastes en obésité.

- la visfatine, la résistine.

- pro-hormones: l'angiotensinogène

Cytokines:

Il y a des cytokines qui peuvent être impliquées dans l'apparition des phénomènes inflammatoires et de l'insulinorésistance: tumor necrosis factor (TNF-α), interleukine (IL), l'interféron γ (IFN γ) et d'autres qui ont des propriétés anti-inflammatoires comme le IL-10.

Il y a aussi des chémokines comme *Monocyte Chemoattractant Protein* -1 (MCP-1).

Protéines impliquées dans l'hémostase avec rôle dans l'apparition des complications cardiovasculaires de l'obésité :

- l'inhibiteur des activateurs du plasminogène (PAI-1): en excès, il favorise les phénomènes thrombotiques et athérosclérotiques

- le facteur tissulaire: en plus du rôle procoagulant dans le TA, il est impliqué aussi dans l'angiogenèse; il pourrait constituer un maillon qui relie l'obésité et le risque vasculaire.

Autres facteurs:

- Facteurs qui règlent localement la croissance et l'angiogenèse dans le tissu adipeux (tumor growth factor β (TGF-β), vascular epithelial growth factor - VEGF).

- Cathepsine S: impliquée en athérogenèse, en angiogenèse et dans les processus inflammatoires.

- Adrénomédulline

- Facteurs du complément: B, C_3, D (adipsine)

- Acides gras libres (AGL) avec des actions multiples.

La synthèse de certains de ces facteurs a permis la clarification de la physiopathologie de certaines complications en obésité. La synthèse excessive de cytokines associée à l'augmentation des protéines inflammatoires dans la circulation sanguine a été mise en relation dans plusieurs études avec l'apparition des complications métaboliques (la résistance à l'insuline et des troubles de la glycorégulation) et cardiovasculaires (athérosclérose, en particulier coronaropathie). Cette situation définit un *syndrome microinflammatoire, qui est actuellement considéré un des meilleurs facteurs prédictifs du risque cardiovasculaire* (107). Les cytokines exercent de multiples actions négatives sur la paroi vasculaire et peuvent induire la synthèse par différents tissus de certains facteurs qui favorisent la thrombose artérielle.

Les actions loco-régionales des facteurs d'origine adipocytaire et les particularités fonctionnelles de certaines panicules de tissu adipeux expliquent probablement la relation qui existe entre la répartition particulière de l'excès de tissu adipeux et l'apparition des complications spécifiques (108).

4. L'adrénomédulline et ses récepteurs

4.1. Localisation et sécrétion de l'adrénomédulline (AM)

L'adrenomédulline AM est un peptide formé de 52 aminoacides, isolé initialement au niveau d'un phéochromocytome humain. L'AM est synthétisée dans différents tissus et dans des cellules humaines, comme la surrénale, les reins, le myocarde, les cellules endothéliales vasculaires, ainsi que dans les cellules musculaires lisses vasculaires, de même que par les fibroblastes ou cellules inflammatoires, telles les monocytes et les leucocytes (109, 110, 111, 112). Récemment on a montré que l'AM est présente également dans le tissu adipeux aussi bien chez l'homme (113, 114, 115, 116) que chez les rongeurs (117, 118).

L'AM dispose d'importantes propriétés vasodilatatrices et antioxydantes et elle est une puissante molécule angiogénétique et anti-inflammatoire (109, 110, 111). Par tous ces effets, l'AM exerce un rôle protecteur vasculaire et cardiaque Récemment, des études expérimentales ont montré que l'AM est un facteur crucial dans la régulation de la tolérance à l'ischémie -réperfusion (119).

Le gène humain de l'AM est localisé sur le chromosome 11 et codifie une pré-hormone. Pré-pro AM (185 aminoacides) se différencie en peptides sib et AM (53 aminoacides) avec la peptide C-terminal glycat, forme biologiquement inactive. L'amidation enzymatique de l'AM glycate conduit à l'AM mature, biologiquement active, mais moins stable de point de vue biochimique (120). L'AM circulante est formée d'AM forme amidée (mature) et forme glyquée (ou intermédiaire), la dernière représentant 85% de l'AM totale plasmatique (121). Dans des situations pathologiques, les deux formes augmentent, suggérant que la forme glyquée fonctionne comme réserve.

Les peptides sib sont dérives du gène AM mais avec une structure distincte, résultat du processus de différenciation des pré pro AM. Il s'agit de: PAMP (proAM N-terminal) formée de 20 aminoacides, pré pro AM 45-92 et adrénotensine. Selon le type de cellule et stimulus, pré-pro AM est fragmentée différemment, influant ainsi le rapport entre l'AM et les peptides sib.Ces peptides ont des propriétés vasoactives distinctes modulant l'effet vasodilatateur de l'AM. Par exemple, PAMP est un agent vasodilatateur 60-100 fois plus faible que l'AM (122) mais en même temps agit en synergie avec l'AM potentialisant son activité hypotensive (123).

L'expression génique est stimulée par des facteurs comme par exemple l'hypoxie, des facteurs inflammatoires, le stress oxydant et mécanique, ainsi que l'activation du système rénine-angiotensine et du système nerveux sympathique. Le promoteur du gène AM possède des *sites* de liaison pour des facteurs de transcription comme NF-IL6 (*nuclear factor for interleukin-6 expression*) et AP-2 (*activator protein*).

Le niveau plasmatique de l'AM est augmenté chez les patients avec de nombreuses maladies cardiaques, y compris hypertension, insuffisance cardiaque et rénale. Ces résultats montrent que l'AM joue un rôle dans le développement ou l'apparition des conséquences qui découlent de l'installation des maladies cardiovasculaires.

4.2. Récepteurs de l'AM

L'AM agit par l'intermédiaire de quelques récepteurs avec sept domaines transmembranaires couplés à la protéine G (nommés AM1 et AM2) qui associent le récepteur *calcitonin recepteur-like recepteur* (CRLR) et des protéines spécifiques comme le *recepteur activity-modifying proteins* (RAMP 2 et RAMP 3). CRLR/RAMP2 (AM1) et CRLR/RAMP3 (AM2) ont une spécificité plus grande pour l'AM que le CRLR/RAMP1. Tant le CRLR, que le RAMP sont des protéines indépendantes, avec expression tissulaire différente, mais dont l'interaction est absolument nécessaire pour que, associées, elles fonctionnent comme récepteur pour l'AM. RAMP sont des protéines avec un seul domaine transmembranaire avec rôle dans le transport du CRLR à la surface de la cellule et d'interaction avec le CRLR avec lequel elles forment des hétérodimères. La formation des hétérodimères est importante pour que les récepteurs soient fonctionnels, le complexe moléculaire CRLR/ RAMP conférant en même temps la spécificité de récepteur.

L'AM active cAMP, mais l'activation d'autres voies de transmission des signaux, comme l'oxyde nitrique (NO)/cGMP (guanosine monophosphate cyclique), l'activation des canaux de Ca^{2+} ainsi que des canaux de K^+–ATP (124) ont été mises en évidence. Une importante voie d'activation initiée par l'AM pendant l'ischémie-réperfusion est la phosphorylation Akt qui à son tour active la synthétase NO (oxyde nitrique), avec des effets antiapoptosiques et antiprolifératifs (125).

4.3. Actions de l'adrénomédulline au niveau cardio-vasculaire

Les caractéristiques principales de l'AM au niveau cardiovasculaire et rénal sont: la diminution de la résistance vasculaire systémique, l'augmentation de la diurèse, de la natriurèse et l'augmentation du rendement cardiaque.

Chez les sujets sains, des augmentations rapides et courtes de l'AM endogène comme réponses aux stimuli physiologiques, peuvent avoir un rôle de contre régulation dans la croissance de la résistance vasculaire périphérique et de la performance cardiaque (126, 127). La perfusion des individus sains avec de l'AM a des effets marquants sur l'hémodynamique cardiovasculaire et un faible effet diurétique et natriurétique. L'administration d'une dose d'AM de sorte qu'on atteigne la concentration d'AM spécifique aux patients avec infarctus du myocarde et fraction d'éjection diminuée conduit à la diminution de la pression artérielle et de la performance cardiaque, mais sans altérer les électrolytes urinaires ou la volémie (128).

La perfusion avec AM induit des modifications au niveau du système nerveux sympathique et du système rénine-angiotensine-aldostérone (RAA). La perfusion avec AM induit l'augmentation des catécholamines plasmatiques (129, 130). L'activation du système sympathique pourrait être le résultat d'une stimulation réflexe des barorécepteurs suite à la modification de la résistance périphérique vasculaire (131). Le système nerveux central produit et répond à l'AM circulante en spécial au niveau des centres autonomes impliqués dans la régulation cardiovasculaire (132). L'AM peut déterminer la perméabilisation de certaines zones de la barrière hémato- encéphalique à travers quelques régions circumventriculaires comme l'aire postrema (133). L'administration intra-cérébro-ventriculaire de l'AM chez le rat et chez la brebis réduit la sensation de soif et l'appétit pour des aliments salés.

L'AM est le peptide endogène avec le plus puissant effet vasodilatateur selon certains auteurs, selon d'autres l'AM aurait un effet comparable avec celui du CGRP (*calcitonin gene-related peptide*) (134). Il y a des résultats contradictoires dans l'appréciation de l'effet inotrope direct de l'AM. Des expériences sur le cœur de rat isolé montrent que l'AM a aussi bien des effets positifs (135) que des effets négatifs (136) sur l'inotropisme cardiaque. Des études plus récentes réalisées *in vivo* chez la brebis montrent que l'administration d'AM par la coronaire gauche n'a pas d'effet inotrope direct, confirmant que l'augmentation du rendement cardiaque est une conséquence de la réduction post-charge (137, 138).

4.4. L'adrénomédulline et l'ischémique myocardique

Chez les patients hospitalisés en cours d'un IMA, la concentration urinaire de l'AM est plusieurs fois plus élevée que celle sanguine (cet aspect est du aussi à la synthèse de l'AM au niveau rénal) et elle est corrélée avec le sodium urinaire augmenté (139). L'AM dosée dans le sang prélevé du sinus coronarien (140) ou le liquide péricardique (141) des patients avec ischémie myocardique montre que l'AM est de 1,4 respectivement 4 fois plus grande que celle plasmatique. L'hypoxie au niveau du myocarde peut stimuler la synthèse de l'AM, cette réponse étant médiée par l'action HIF (*hypoxia inducible factor-1*) au niveau de quelques *sites* de consensus du promoteur AM (142).

Les expériences réalisées sur cœur de rat ont montré que l'administration d'AM avant la réperfusion réduit l'extension de la zone d'infarctus (143). On a constaté que l'administration pendant 7 jours de l'AM chez les rats, immédiatement après avoir induit un infarctus du myocarde, accroît les chances de survie et diminue le remodelage du VG et l'insuffisance cardiaque (144). Pendant l'ischémie, des espèces réactives d'oxygène instable sont générées (145) ; ces espèces ont un effet négatif sur les protéines de membrane et initient un signal d'apoptose cellulaire.

4.5. L'adrénoméduline et les médiateurs de l'inflammation

La cicatrisation de la paroi du myocarde dans l'IM est accompagnée par un important processus inflammatoire. On sait que l'ampleur des phénomènes inflammatoires, le type de cellules inflammatoires impliquées et des cytokines synthétisées dans le processus inflammatoire peuvent avoir des conséquences néfastes sur la fonction cardiaque et le remodelage ventriculaire. Les effets de l'AM se manifestent à différents niveaux comme: induction de l'expression de molécules d'adhésion, de facteurs proangiogénétiques et vasodilatateurs, régulation de la sécrétion de cytokines, modulation de la perméabilité vasculaire. La sécrétion d'AM augmente dans la culture de fibroblastes et myocytes comme réponse à des stimuli pro-inflammateurs comme TNF-α, IL-1, lipopolyzacharides, TGF-h (146). L'augmentation de l'AM observée dans les régions d'infarctus est parallèle avec celle du TNF-α et IL-1 (147). Dans des études effectuées sur des cultures de cellules on a observé que les fibroblastes répondent à des facteurs pro-inflammatoires par une augmentation de l'AM beaucoup plus évidente que les cardiomyocytes mises en situations similaires. En présence de IL-1, l'AM n'augmente pas de manière significative la synthèse du NO en myocytes mais l'augmente de 2,7 fois dans d'autres types cellulaires (146). On a également constaté que l'administration d'AM et de IL-1 induit une augmentation de IL-6 de huit cents fois par rapport aux valeurs initiales. Le rôle exact de IL-6 dans l'IM n'est pas totalement connu. Hagi-Pavli et coll. (148) ont rapporté que proportionnellement avec la concentration d'AM augmente aussi l'expression de certaines molécules comme E-sélectine, VCAM-1 et ICAM-1 qui facilite la migration des leucocytes au niveau de l'endothélium. En même temps, on a montré sur des cultures de cellules, que l'AM inhibe l'expression de l'ARNm des mêmes molécules d'adhésion induite par le VEGF (*vascular endothelial growth factor*) (149).

4.6. Influence de l'AM sur l'angiogenèse et l'hémostase

L'angiogenèse et l'artériogenèse (transformation des capillaires collatérales en artères collatérales) sont favorisées par la libération – dans des conditions d'hypoxie et inflammation - de quelques facteurs de croissance comme le VEGF, la facteur fibroblastique de croissance, le facteur de croissance plaquettaire et l'angiopoëïtine-1 et des cytokines. L'angiogenèse augmente la viabilité du tissu myocardique et la prolifération fibreuse qui se trouve à la base du remodelage ventriculaire. AM est un facteur angiogénique puissant (150). Pour l'AM, les souris homozygotes *knockout* développent de sévères lésions vasculaires qui génèrent des hémorragies importantes et létalité dans le stade embryonnaire. Les souris *knockout* pour l'AM (homozygotes) développent de sévères lésions vasculaires qui génèrent des hémorragies importantes et létalité dans le stade embryonnaire. Les souris *knockout* pour l'AM (hétérozygotes) synthétisent une quantité plus petite d'AM et de collagène de type IV, un composant important de la membrane basale avec rôle dans la formation des vaisseaux et l'angiogenèse (151). On a observé que sur des cultures de cellules endothéliales l'AM induit la synthèse de collagène et favorise la formation des néovaisseaux. Les effets angiogénétiques de l'AM semblent avoir un rapport avec le NO et sont indépendantes de la sécrétion de VEGF (152).

L'AM inhibe des facteurs clé de la cascade de la coagulation et de la fibrinolyse. Sur les cellules endothéliales aortiques de rat, l'AM bloque la régulation par AT-II du facteur tissulaire (TF) procoagulant et de l'inhibiteur de l'activateur plaquettaire 1 (153). En plus, sur des cellules endothéliales aortiques humaines, on a mis en évidence que l'AM augmente l'inhibiteur du TF (TFPI) par un mécanisme lié de cAMP-MAPK (154). Bien qu'il y ait des études qui montrent que la réduction du TF n'influence pas l'extension de l'infarctus, sa synthèse extravasculaire peut accroître le degré de l'inflammation et de l'ischémie tissulaire (155).

4.7. L'adrénomédulline, le remodelage ventriculaire et l'infarctus du myocarde

Des modèles expérimentaux de HTA conduisent à l'installation progressive de l'hypertrophie myocardique et à la stimulation progressive et directement proportionnelle du système AM (156). La ligature des coronaires chez le rat conduit à l'augmentation de l'AM tant dans les zones avec ischémie que dans les zones sans infarctus (157). Il y a des études contradictoires portant sur les premières cellules responsables de la sécrétion d'AM. Il y a des auteurs qui suggèrent qu'il s'agirait des myocytes hypertrophiées de la région sans ischémie (158), tandis que d'autres mettent en évidence une importante augmentation de l'AM dans l'endothélium microvasculaire et dans les cellules périvasculaires du myocarde adjacent à la zone avec infarctus (159).

4.8. Possibilités thérapeutiques d'augmentation de l'AM

L'AM peur influencer les processus pathologiques de la phase aigue de l'IM, mais peut également intervenir plus tard sur le remodelage myocardique et des phénomènes hémodynamiques associés à l'insuffisance cardiaque. Les études *in vivo* faites jusqu'à présent ont des limites. L'administration aigue d'AM seule a des effets bénéfiques;

l'administration associée à des IEC ou BNP a des effets positifs complémentaires. L'administration chronique de l'AM dans l'IC fait baisser la pression artérielle, a un effet inotrope positif et diminue l'aldostérone plasmatique en maintenant la filtration glomérulaire et le sodium urinaire (160). L'administration combinée d'AM et BNP fait baisser la pression artérielle et augmente l'excrétion de sodium urinaire et la diurèse sans affecter le coeur, probablement par la potentialisation des effets du BNP au niveau urinaire (160). L'administration intraveineuse d'AM dans IM conduit à l'augmentation de la contractilité, mais aussi de la relaxation cardiaque sans accroître la consommation d'oxygène (161).

L'inhibition de la dégradation enzymatique de l'AM par des antagonistes des amino et endopeptidases neutres représente une possibilité thérapeutique de maintien ou d'augmentation des effets de l'AM. Chez les brebis avec IC induite expérimentalement, l'administration d'AM simultanément avec un inhibiteur des protéases neutres conduit à l'amélioration des paramètres hémodynamiques et rénaux (162). Chez des volontaires sains, l'administration d'AM et thiorphan (inhibiteur des protéases neutres) augmente de manière significative le flux sanguin au niveau de l'avant-bras. L'augmentation de la stabilité de l'AM et la diminution de sa dégradation serait possible en utilisant le facteur H du complément.

4.9. L'hypoxie – facteur de régulation génique adipocytaire

L'hypoxie tissulaire est définie comme la réduction de l'apport ou du disponible d'oxygène au niveau des tissus, influençant une série de fonctions biologiques comme l'angiogenèse, le remodelage de la MEC, la prolifération cellulaire, l'apoptose, le métabolisme énergétique.

Des données récentes montrent que les pré-adipocytes de même que les adipocytes matures réagissent à l'hypoxie par une modification importante de l'expression génique à leur niveau. L'hypoxie inhibe l'adipogenèse par des mécanismes multiples, dont: l'augmentation de la transcription du gène répresseur DEC1/Stra13, la synthèse de quelques formes actives d'oxygène au niveau mitochondrial ou l'activation de la voie TGFβ/Smad. Dans les adipocytes matures, l'hypoxie augmente l'expression de la leptine et d'autres nombreux facteurs impliqués dans l'angiogenèse. Tout comme autres gènes influencés positivement par l'hypoxie, la transcription du gène leptine est stimulée par le HIF (*Hypoxia Inducible Factor*), un facteur de transcription considéré être le plus important facteur qui médie la majorité des effets de l'hypoxie au niveau cellulaire. Ces observations montrent que l'hypoxie affecte l'activité biologique de l'adipocyte et que ces conséquences sont dues partiellement à l'activation de la transcription par le HIF. Ce facteur est réglé par l'hydroxylation post-translationnelle de quelques régions spécifiques de sa sous-unité α. Dans les cellules aérobies, le HIF-α représente la cible de la protéolyse médiée par l'ubiquitine par la ligase de l'ubiquitine von Hippel-Lindau (pVHL), obtenant l'inactivation du HIF. En hypoxie, la limitation de l'activité enzymatique empêche la protéolyse HIF, qui peut devenir inactif pour la transcription. L'activation du HIF peur être aussi le résultat de l'action de plusieurs facteurs de croissance, cytokines et interleukines sur des voies physiopathologiques distinctes.

En obésité, le tissu adipeux peut être considéré un tissu inflammatoire et hypoxique, situation due, au moins en partie, au processus d'angiogenèse qui est insuffisant par rapport au développement important de la masse adipeuse. Chez les patients obèses on a constaté une augmentation de l'expression et de la sécrétion de PAI-1, dont le gène est activé par le HIF-α. L'hypoxie augmente l'expression et la sécrétion de leptine dans les adipocytes humaines, ainsi que de quelques facteurs proangiogénétiques comme le VEGF, situation retrouvée expérimentalement en adipocytes chez les rongeurs.

La relation entre l'hypoxie et la quantité très élevée de TA dans l'obésité massive n'est pas complètement élucidée. Les expressions géniques du HIF-α et de la Cathepsine S sont surexprimées chez les obèses et présentent une corrélation positive avec l'IMC renforçant l'idée que l'hypoxie détermine une augmentation de l'expression de la Cathepsine S.

5. Régulation de l'action des glucocorticoïdes au niveau intra-tissulaire

Un facteur déterminant pour l'action hormonale périphérique des glucocorticoïdes est représenté par la concentration des GC actifs synthétisés au niveau intra-tissulaire. La réactivation des GC a lieu en présence des 11β-hydroxistéroïde déshydrogénases (11β-HSD), enzymes de la superfamille des déshydrogénases d'alcool à chaîne courte qui catalysent l'interconversion entre les GC actifs (*cortisol* chez l'homme et *corticostérone* chez les rongeurs) et les GC inactifs (*cortisone* et respectivement *déhydrocorticosterone chez les rongeurs*). Deux isoformes de cette enzymes sont décrites: 11β-HSD type 1 et 11β-HSD type 2. La 11β-HSD confère de la spécificité tissulaire avec des conséquences physiologiques et physiopathologiques majeures (163, 164).

5.1. 11β-HSD-1

Les études réalisées sur la 11β-HSD-1 les dernières années attestent son implication par l'intermédiaire des GC dans de nombreuses maladies, dont l'obésité et l'insulinorésistance.

- Biologie moléculaire et caractéristiques biochimiques de la 11β-HSD-1

La 11β-HSD-1 est codée par un gène localisé sur le chromosome 1 qui a 6 exons et qui code une protéine de 34 kda. Cette enzyme a une structure relativement conservée d'une espèce à l'autre (homologie de 70% entre l'homme et le rat). La 11β-HSD-1 est considérée une enzyme spécifiquement intracellulaire, étant localisée dans la lumière du réticulum endoplasmique (RE) par le domaine N-terminal. Son activité est dépendante de NADPH (Nicotinamide Adénine Dinucléotide Phosphate Déshydrogénase). *In vitro*, elle a une action de type déshydrogénase, inactivant les GC et aussi une action de type réductase, réactivant les GC (Figure 8.). *In vivo*, l'activité de type réductase est prédominante, le principal co-facteur de la 11β-HSD-1 étant le hexoze-6-phosphate déshydrogénase (H6PDH), un générateur important de NADPH (165).

La 11β-HSD-1 est exprimée dans plusieurs tissus de l'organisme comme: le tissu adipeux, le foie, le système nerveux, les gonades, les vaisseaux, les muscles, le poumon, l'os. La 11β-HSD-1 a été détectée dans le fœtus à partir du deuxième trimestre de grossesse. Avant l'âge de 2 mois l'activité de réductase hépatique de la 11β-HSD-1 n'a pas été détectée, elle enregistrant ultérieurement une intensification jusqu'à l'âge de 5 ans quand elle est similaire pour les deux sexes. Chez les filles, cette activité diminue vers la puberté (possiblement sous l'effet des oestrogènes).

Au niveau périphérique tissulaire la 11β-HSD-1 module les concentrations locales des GC actifs. L'activation des GC par la 11β-HSD-1 dans le tissu adipeux influence aussi bien le métabolisme adipocytaire que la différenciation préadipocytaire. La 11β-HSD-1 a un rôle important au niveau du système nerveux (cervelet, hypocamp, cortex, hypophyse, hypothalamus), tant dans la survie neuronale que dans des mécanismes de feed-back négatif des glucocorticoïdes. Chez les femmes, la présence du cortisol en concentration élevée pourrait être impliquée dans la maturation de l'ovocyte. La 11β-HSD-1 est exprimée dans l'ovocyte, dans les cellules de la thèque. Chez l'homme, le rôle de la 11β-HSD-1 n'est pas complètement élucidé, la présence de l'enzyme étant détectée dans le testicule, épididyme et vésicules séminales. La 11β-HSD-1 a été détectée dans les cellules musculaires lisses et dans les cellules endothéliales vasculaires.

Les mécanismes responsables de la régulation de l'expression et de l'action de la 11β-HSD-1 ne sont pas complètement connus. Les cytokines pro-inflammatoires, le cortisol, la leptine, sont des facteurs qui augmentent l'expression de la 11β-HSD-1 (166, 167), tandis que les hormones thyroïdiens, sexuels et GH diminuent la 11β-HSD-1. Le glucose augmente la transcription de l'ARNm de la 11β-HSD-1 en hépatocytes chez les souris db/db (168), augmentant en conséquence la production hépatique de corticostérone. L'administration en perfusion de l'insuline chez l'homme augmente l'activité de la 11β-HSD-1 dans le TA (169).

Le rôle des lipides dans la régulation de la 11β-HSD-1 est moins clair. Chez l'homme, la perfusion d'une quantité de AG n'est pas accompagnée par des modifications de l'activité hépatique de la 11β-HSD-1 ni de la diminution de l'activité globale des enzymes 11β-HSD (170); en revanche, dans les mêmes conditions, la 11β-HSD-1 augmente son activité dans le TA sous-cutané (169). La régulation de la transcription de la 11β-HSD-1 se réalise indirectement par C/EBPs (CCAAT *enhancer-binding protein*s) (171). Le promoteur inductible par C/EBPα est présent dans le foie, le TA et le cerveau. Un nouveau promoteur, indépendant du facteur de transcription C/EBPα, a été identifié et prédomine dans le poumon (172).

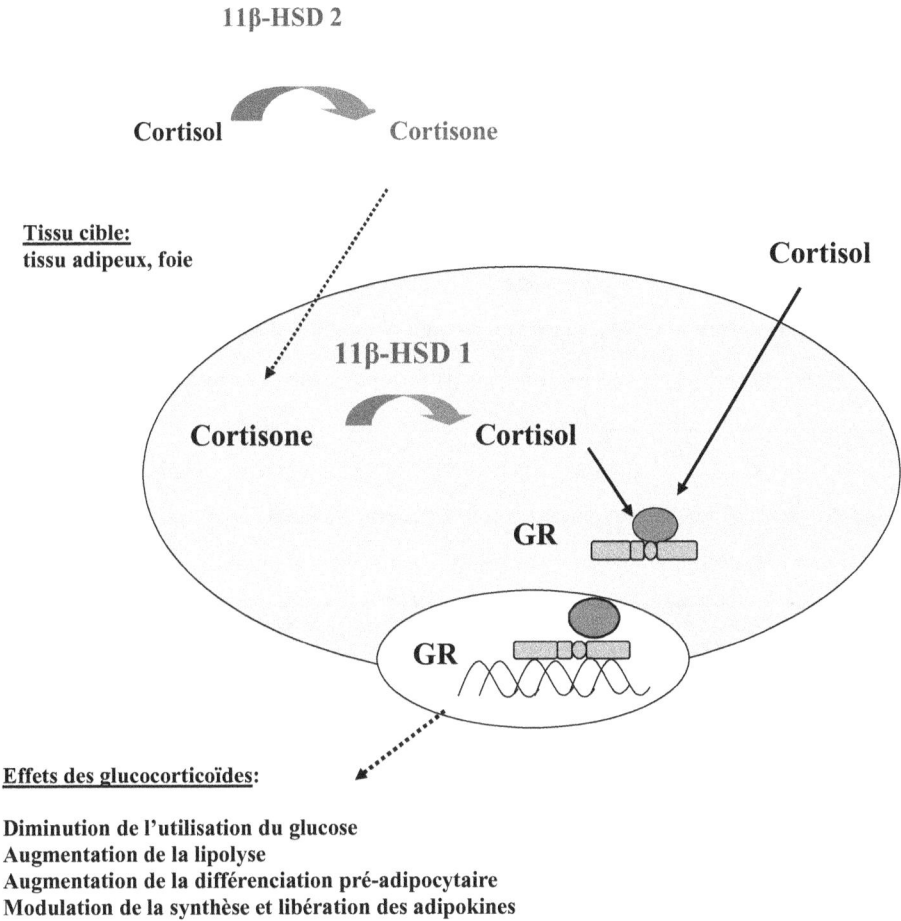

11β-HSD 2

Cortisol → Cortisone

Tissu cible:
tissu adipeux, foie

Cortisol

11β-HSD 1

Cortisone → Cortisol

GR

GR

Effets des glucocorticoïdes:

Diminution de l'utilisation du glucose
Augmentation de la lipolyse
Augmentation de la différenciation pré-adipocytaire
Modulation de la synthèse et libération des adipokines

Figure 8. Métabolisme local des glucocorticoïdes

- 11β-HSD-2

Le gène 11β-HSD-2 est localisé sur le chromosome 16 et il code une protéine de 42 kda. Le 11β-HSD-2 est localisé périnucleaire, ainsi que dans le réticulum endoplasmique et son activité est dépendante de la NAD (Nicotinamide Adénine Dinucléotide). Le 11β-HSD-2 exerce exclusivement un effet de déshydrogénase, avec inactivation des GC, prévenant les effets négatifs de l'excès de cortisol. Le 11β-HSD-2 est localisé principalement dans les reins, mais aussi au niveau du colon, des glandes sudoripares et du placenta. L'ingestion de certains produits alimentaires ou le déficit génétique/acquis de 11β-HSD-2 conduisent à l'augmentation du niveau local de cortisol qui occupe les récepteurs des minéralo-corticoïdes et induisent ainsi une HTA. Au niveau placentaire l'expression du 11β-HSD-2 augmente progressivement pendant la grossesse avec un maximum pendant le troisième semestre (période durant laquelle physiologiquement la concentration plasmatique maternelle des GC augmente). L'augmentation de l'expression du 11β-HSD-2 protége le foetus des conséquences néfastes d'une exposition excessive à des GC maternelles.

5. 2. La sensibilité tissulaire aux glucocorticoïdes (173)

Un important facteur de régulation de la sensibilité tissulaire des GC est le degré d'expression du récepteur GC qui est très variable d'un tissu à l'autre de même que d'un sujet à l'autre. Le phénomène de *down-regulation* représente la capacité des GC de diminuer l'expression de leurs propres récepteurs et représente un mécanisme physiologique protecteur pour les tissus exposés à un excès de GC. La diminution de l'expression des récepteurs de GC peut avoir lieu au niveau de la transcription par l'inhibition de la transcription ou la diminution de la stabilité de l'ARNm ou au niveau de la post-transcription par la réduction du temps de demi vie de la protéine.

Une autre modalité de régulation de l'expression de l'ARNm des récepteurs GC est liée à l'activation différentielle des promoteurs des GR. L'expression de l'ARNm des GR chez l'homme est contrôlée au moins par 3 promoteurs, donnant naissance à au moins 5 variantes de récepteur GC. Chacune de ces variantes est associée à un ou à plusieurs exons 1 (1A1, 1A2, 1A3, 1B, 1C) qui ne sont pas transcrits (174). L'utilisation alternative des exons 1 est tissu-spécifique et conduit à la transcription différente de l'ARNm des GR, représentant un facteur local de régulation du niveau d'expression des GR. Il a été démontré que tous les types cellulaires présentent des ARNm des GC qui proviennent de l'activation des promoteurs 1B et 1C, en concordance avec le fait que les GR sont exprimés ubiquitairement. Dans les lignes cellulaires provenant des tumeurs malignes les promoteurs associés aux différents exons sont exprimés différemment (174). On a observé que dans les cellules HepG2 de hépatocarcinome, le promoteur associé a l'exon 1C contribue à l'activité de promotion est exprimé plus que le promoteur 1B, tandis que dans les cellules HeLa il n'y a pas de différences entre l'utilisation des promoteurs 1B et 1C ou 1B seul ou 1C seul (175). Après liaison, quelques facteurs de transcription (comme NF-κB et AP-1) l'activation différentiée de ces promoteurs va influencer la direction, positive ou négative du rétrocontrôle GC sur ses propres récepteurs (175). Chez l'homme le promoteur 1A génère 3 formes de transcription par épissage alternatif, 1A1, 1A2 et 1A3. L'activation du promoteur 1A semble être limitée au système auto-immun aussi bien chez l'homme que chez les rongeurs. Par exemple l'expression de l'ARNm des GR contrôlée par le promoteur 1A3 est augmentée dans les cancers liés aux lignes cellulaires d'origine hématologique.

Un autre facteur qui peut influencer la sensibilité tissulaire aux GC est la proportion entre les isoformes GRβ et GRα. Une augmentation de l'expression de la GRβ a été trouvée dans des maladies accompagnées par une résistance aux GC (pathologie inflammatoire chronique intestinale (176), asthme sévère (177), rhumatisme inflammatoire) et pourrait être induite par certaines cytokines inflammatoires. Une augmentation de l'isoforme GRα dans les tissus sensibles aux GC, pourrait conduire au développement de l'obésité viscérale et de l'hypertension artérielle.

L'affinité de l'hormone pour le récepteur est considérée également un élément déterminant pour la sensibilité tissulaire aux GC. Elle peut être altérée par des mutations ponctuelles dans la région codante pour le domaine de liaison de l'hormone ou par une anomalie de structure ou du niveau d'expression de la HSP 90. Les causes possibles d'altération de la sensibilité tissulaire aux GC pourraient être liées à la modification de la conformation du récepteur après fixation du ligand, à la dissociation de la HSP 90, à la phosphorylation du récepteur ou translocation nucléaire et à la fixation à l'ADN. La liaison aux cofacteurs, activateurs ou répresseurs et l'interaction des GR monomères avec d'autres facteurs nucléaires (en spécial AP-1), peuvent activer ou inhiber l'action des GC.

- Etudes sur la régulation tissulaire de l'action des GC

Il y a une grande variabilité entre les différents tissus du même sujet, mais aussi entre sujets différents, de l'exposition tissulaire aux GC et de la sensibilité tissulaire aux GC (dépendant principalement de la 11β-HSD-1 respectivement de expression l'activité GR).

Il y a de nombreuses études cliniques chez l'homme qui ont permis une meilleure compréhension du rôle de cette enzyme, spécialement au niveau de quelques tissus clé comme le foie et le TA. Ces études prennent en considération 1) les anomalies d'expression ou d'activité de la 11β-HSD-1 en obésité et dans le syndrome métabolique; 2) l'évaluation de l'importance phytopathologique des anomalies de cette enzyme dans le TA

Evaluation expression et de l'activité 11β-HSD-1 dans l'obésité et dans le syndrome métabolique

- Evaluation de l'expression et de l'activité 11β-HSD-1 dans le tissu adipeux

L'exploration de la régulation de la 11β-HSD-1 dans le TA a été réalisée sur des biopsies de TA ou *in vivo* par la microdialyse du TA sous-cutané ou cathétérisation régionale du TA. La plupart des études ont évalué par comparaison l'expression ARNm ou de l'activité de l'enzyme (le parallélisme entre les deux paramètres a été mis en évidence en 2001 par Berger [178]), chez les obèses et les sujets avec poids normal, tant dans le TA viscéral, qu'au niveau sous-cutané. Il a été montré que l'activité de réductase de la 11β-HSD-1 est augmentée dans le TA viscéral par rapport au TA sous-cutané chez les personnes avec poids normal (179, 180) et dans le TA sous-cutané des obèses par rapport au TA du sujet de poids normal (181, 182). On a observé qu'au niveau cellulaire, l'augmentation de l'expression de la 11β-HSD-1 chez les obèses dans le TA sous-cutané a été mise en évidence au niveau adipocytaire, tandis que dans le TA viscéral a été présent dans les adipocytes de même que dans le stroma interadipocytaire (183). Il y a une corrélation positive entre le niveau de l'expression de la 11β-HSD-1 dans le TA sous-cutané et le tour de taille et le degré d'insulinorésistance (184, 185, 186, 187) ainsi qu'entre l'activité de la 11β-HSD-1 du TA sous-cutané chez les sujets obèses et l'IMC (184, 185 , 188) L'expression de l'ARNm de la 11β-HSD-1 augmente dans le TA sous-cutané et viscéral chez les obèses par rapport aux personnes qui ont un poids normal et l'expression tissulaire de la 11β-HSD-1 est corrélée avec l'expression tissulaire de la H6PDH (l'enzyme responsable de la synthèse de NADP qui est un cofacteur nécessaire à l'activité de réductase de la 11β-HSD-1) (189)

L'augmentation de l'expression et de l'activité de l'enzyme chez les obèses ou dans le syndrome métabolique n'a pas été retrouvée dans toutes les études. Une diminution de l'activité de la 11β-HSD-1 hépatique a été observée chez les diabétiques avec poids normal ou surpoids modéré, mais on n'a rapporté aucune différence de l'activité de la 11β-HSD-1 dans le TA sous-cutané suggérant une régulation protectrice, de type *down-regulation* (190). D'autres auteurs (191) ont montré une diminution de l'activité de la 11β-HSD-1 dans les préadipocytes du TA viscéral des patients obèses en comparaison avec les sujets avec poids normal (et aucune différence dans les adipocytes matures) et une relation inverse entre l'activité de la 11β-HSD-1 et l'IMC. Leur hypothèse a été que cette diminution de l'activité enzymatique dans les préadipocytes du TA viscéral représenterait un mécanisme protecteur envers la prolifération de ces cellules. Le même groupe a montré ensuite qu'une perte de poids de 10% en 10 semaines, chez les patients obèses qui ont suivi une diète calorique très restrictive, est accompagnée par une importante augmentation de l'expression et de l'activité 11β-HSD-1 dans le TA sous-cutané, tandis que dans le foie l'activité de l'enzyme ne semble pas modifiée (192).

Par des techniques couplant des méthodes de dilution isotopique et de microdialyse, l'existence chez les obèses d'une augmentation spécifique de la concentration tissulaire de cortisol réactivé dans le TA sous-cutané a été mise en évidence, tandis que l'activité globale de la 11β-HSD-1 n'est pas modifiée, ce qui confirme d'ailleurs qu'il existe une diminution de l'activité de la 11β-HSD-1 hépatique chez ces patients (193).

Chez des volontaires sains il a été démontré qu'il existe une production splanchnique de cortisol, qui s'est avérée être supérieure à la production de cortisol des surrénales (194). La production splanchnique extra-hépatique de cortisol, spécialement celle du TA viscéral, contribue avec 2/3 de la quantité totale splanchnique de cortisol, la synthèse hépatique couvrant le reste de 1/3 (195). La veine porta transporte une quantité importante de cortisol dans le foie. Il y a des auteurs qui n'admettent pas l'hypothèse de l'exposition hépatique à une quantité élevée de GC. Chez les obèses sévères qui ont subi une intervention chirurgicale bariatrique (196) on n'a pas trouvé de différences entre les concentrations de cortisol de la porta et le sang périphérique. Une autre étude (197) montre que l'obésité ou le diabète sucré de type 2 ne semblent pas modifier la production splanchnique de cortisol, parce que la diminution de l'activité de la 11β-HSD-1 hépatique est contrebalancée par l'augmentation de l'activité adipocyte de l'enzyme 11β-HSD-1. Les mêmes auteurs ont montré récemment que, chez des volontaires de poids normal, l'augmentation de la sécrétion de cortisol induite par une alimentation mixte provient uniquement des surrénales et que la 11β-HSD-1 n'est pas impliquée dans cette réponse (198).

- Etudes liées à l'importance physiopathologique de l'augmentation de la 11β-HSD-1 dans le tissu adipeux

L'augmentation de l'expression et de l'activité de la 11β-HSD-1 dans le TA a des conséquences fonctionnelles importantes et peut jouer un rôle majeur dans la physiopathologie de l'obésité et de ses complications.

La 11β-HSD-1 joue un rôle majeur dans la stimulation de l'adipogenèse, l'augmentation locale du cortisol (en présence de la 11β-HSD-1) favorisant la *différenciation* adipocytaire. On sait que le cortisol augmente l'expression de la 11β-HSD-1 par un effet autocrine (179, 180). *In vivo* l'activité de la 11β-HSD-1 est unidirectionnelle, dans le sens de la réactivation des GC. Des études réalisées sur le TA viscéral humain mettent en évidence que l'activité de la 11β-HSD-1 varie en fonction du stade de différenciation de la cellule: elle est de type déshydrogénase (inactivation du cortisol) dans les préadipocytes non différenciées et majoritairement de type réductase (réactivation du cortisol) dans les adipocytes matures (198). Les GC ont un effet biphasique, inhibant la prolifération préadipocytaire et stimulant leur différenciation. Ce *"switch"* de l'activité de la 11β-HSD-1 observé dans le TA viscéral pourrait conduire à l'inactivation du cortisol dans les préadipocytes (par l'activité de déshydrogénase de la 11β-HSD-1), qui pourrait favoriser leur prolifération et ensuite à l'augmentation de la conversion du cortisone en cortisol (liée à l'activité de type réductase), qui permet leur différenciation en adipocytes (199). L'apparition de ce *"switch"* pourrait être liée aux modifications de l'activité H6PDH et du rapport entre le NADPH et le NADP. Dans le TA viscéral, l'expression de l'ARNm du H6PDH est corrélée à l'activité de réductase de la 11β-HSD-1 indépendant de son niveau d'expression. Concomitent au *"switch"* il existe une *up-regulation* du H6PDH pendant la différenciation préadipocytaire en adipocytes (200).

La 11β-HSD-1 pourrait avoir un effet favorable sur la formation de la matrice extracellulaire (MEC). Les protéines d'adhésion (fibronectine et laminine) et de structure (collagène) des MEC interagissent avec des récepteurs cellulaires membranaires comme les intégrines et induisent des phénomènes différents comme la prolifération, la différenciation et l'apoptose cellulaire et se trouvent à l'origine de la réorganisation du cytosquelette (201). En obésité, il existe un processus dynamique de remodelage du MEC qui implique aussi l'infiltration macrophagique. Il a été démontré que les macrophages sont capables de synthétiser de la fibronectine et des laminines ou de stabiliser la MEC (202). Il a été montré aussi que si les préadipocytes sont traitées avec du DXM on induit une production accrue de quelques protéines constitutives de la MEC (203). Le cortisol produit dans le TA, via la 11β-HSD-1, pourrait être donc un élément qui stimule la formation de la MEC. En plus, le cortisol réduit l'activité inflammatoire des monocytes et des macrophages, ayant pour conséquence une possible induction de leur différenciation en préadipocytes. Le cortisol pourrait donc représenter un facteur important de régulation locale. D'ailleurs, il a été montré la présence de la 11β-HSD-1 pendant la différenciation des monocytes en macrophages (204).

La réactivation locale du cortisol pourrait modifier le métabolisme adipocytaire et la sécrétion des adipokines favorisant l'insulinorésistance, les troubles métaboliques ainsi que les complications vasculaires. Il a été démontré qu'il existe une intensification de l'expression et de la sécrétion de PAI-1 dans le TA viscéral chez les patients obèses, induite par l'excès de cortisol régénérée localement par l'activité augmentée de la 11β-HSD-1. (205)

Le déficit génétique de 11β-HSD-1 est rare et il s'accompagne par une augmentation de la sécrétion d'androgènes surrénaliens sous l'effet de l'ACTH augmenté. Il a été observé qu'il ne s'accompagne pas d'une importante perte de poids (206). Les phénotypes sont en même temps variables: un déficit de l'activité de type réductase de la 11β-HSD-1 a été mis en évidence chez une patiente avec syndrome Cushing biologique mais sans surpoids, sans hormones androgènes élevés et sans les signes cliniques classiques de la maladie (207). Des mutations du gène H6PDH associées à des mutations du gène 11β-HSD-1 (avec déficit de l'activité réductase) ont été retrouvées chez l'homme (208). Plus de 30 polymorphismes du gène 11β-HSD-1 ont été découverts, mais aucun ne s'associe à des modifications de l'IMC (208, 209) et peu montrent une liaison avec le rapport taille/hanche (208), composition corporelle et l'insulinorésistance chez l'enfant (210).

- Effets de l'inhibition pharmacologique de la 11β-HSD-1

L'implication des anomalies de la 11β-HSD-1 dans la physiopathologie de l'obésité abdominale et de ses complications ont fait nécessaire l'évaluation de nouvelles possibilités thérapeutiques par l'obtention des inhibiteurs 11β-HSD-1. Le traitement avec Carbénoxolone, un inhibiteur non sélectif de la 11β-HSD-1, qui agit principalement sur le foie (211) s'accompagne d'une modeste amélioration de la sensibilité hépatique à l'insuline chez les diabétiques avec poids normal. Ce traitement ne s'est pas avéré efficace sur l'expression adipocytaire de la 11β-HSD-1 ou sur la sensibilité à l'insuline des patients obèses non diabétiques (203) et par l'inhibition consécutive du 11β-HSD-2 pourrait induire une HTA ou l'hypokaliémie. Les études réalisées sur les rongeurs avec arylsulphonamidothiazoles, inhibiteurs spécifiques de la 11β-HSD-1, montrent de meilleurs résultats: diminution de la PEPCK et de la glucozo-6-phosphatase dans le foie et diminution de la glycémie et de l'insulinémie (212). L'administration des adamantyltriazoles, une nouvelle famille d'inhibiteurs spécifiques de la 11β-HSD-1, chez les souris obèses ou diabétiques induisent une perte de poids, la diminution de la glycémie, de l'insulinémie et des TGL; ces inhibiteurs peuvent ralentir la progression de la plaque d'athérome chez les souris avec déficit en apoE (213). Les inhibiteurs de H6PDH pourraient être une variante thérapeutique.

À long terme, les effets secondaires de l'inhibition de la 11β-HSD-1 dans les tissus ne sont pas encore bien connus. L'inhibition de la 11β-HSD-1 pourrait accroître l'angiogenèse chez les souris (myocarde, aorte, zones de cicatrisation) (214).

Les agonistes PPARγ diminuent l'activité de la 11β-HSD-1 et l'expression ARNm de la 11β-HSD-1 dans la ligne cellulaire adipocytaire (3T3-L1) et dans le tissu adipeux viscéral chez les souris diabétiques db/db, de même que les concentrations de corticostérone circulante (190). Les agonistes PPARα (les fibrates) diminuent peu l'expression de l'enzyme dans le foie (215).

En conclusion, il a été démontré chez les sujets obèses, l'existence d'une diminution de l'activité hépatique de la 11β-HSD-1 (inactivation systémique du cortisol contribuant à l'augmentation de son clearance métabolique) et une augmentation de l'expression de l'activité de la 11β-HSD-1 dans le TA sous-cutané, et surtout viscéral, conduisant à la régénération locale du cortisol. Les anomalies du métabolisme des GC dans le TA sont en étroite corrélation avec des marqueurs de l'insulinorésistance et pourraient jouer un rôle majeur dans le développement de l'obésité et de ses complications métaboliques. Certaines molécules utilisées dans le traitement du diabète de type 2 et de l'insulinorésistance sont capables de moduler aussi cette enzyme. (216, 217)

- Etudes sur les GR

Les modifications de l'expression et de l'activité des GR peuvent perturber la sensibilité tissulaire aux GC et peuvent induire au niveau périphérique des anomalies de régulation métabolique et vasculaire.

Etudes cliniques qui évaluent la sensibilité périphérique des GR aux GC

La sensibilité à l'action GC est très différente entre individus, de même qu'entre les tissus du même individu (218). On a décrit seulement quelques cas de syndromes génétiques de résistance ou hypersensibilité généralisée (219) aux GC. Chez un sujet sain avec poids normal on a mis en évidence des différences intra-individuelles de sensibilité aux GC dans trois tissus cible: le système immunitaire, la paroi vasculaire et l'axe corticotrope, témoignant de l'existence d'une régulation spécifique de tissu de l'expression des GR chez les sujets avec poids normal, mais qui n'est pas retrouvée chez les obèses (220). Ceci peut être expliqué par l'intervention des facteurs propres au tissu cible: activité de la 11β-HSD-1, la densité et l'affinité GR, l'interaction avec des activateurs et des corépresseurs, la proportion relative des izoformes α et β des GR, mais aussi l'activité différentielle des promoteurs GR.

De nombreuses études se sont intéressées à la sensibilité périphériques aux GC des GR, par des expériences *in vivo* in *in vitro*. L'évaluation de la sensibilité globale aux GC a été réalisée par la mesure de l'intensité du blanchiment du tégument déclenché après application des dermocorticoïdes. Le blanchiment est plus rapide chez les personnes qui présentent HTA essentielle (221), insulinorésistance (222) et une tolérance altérée au glucose ou au diabète (190), ainsi que chez les personnes avec des antécédentes familiales de HTA et diabète (222) démontrant chez les patients présentant des éléments du syndrome métabolique, une hypersensibilité aux GC pour les GR dans les tissus périphériques.

Autres études ont essayé d'apprécier la sensibilité aux GC dans quelques tissus qui jouent un rôle important sur le plan métabolique. Deux études ont évalué la sensibilité aux GC au niveau musculaire (223, 224) ont trouvé une corrélation entre le niveau d'expression de GRα et de l'IMC, la pression artérielle et le degré d'insulinorésistance appréciée par la méthode du *clamp* normoglycémique hyperinsulinique. Au niveau du TA, on n'a pas trouvé de différence de sensibilité aux GC dans le TA sous-cutané prélevé chez les patients obèses et chez sujets avec poids normal (sensibilité évaluée par le pourcentage d'augmentation de l'activité LPL sur des biopsies de tissu incubées en présence du cortisol) (225). En revanche, on a trouvé que le TA viscéral chez les normopondéraux est plus sensible à l'action des GC que le tissu sous-cutané, à une plus grande densité des GR (226). L'intensification de l'expression ARNm de la 11β-HSD-1 dans le TA sous-cutané et surtout au niveau viscéral est en corrélation avec la diminution de l'expression GRα en adipocytes et en stroma interadipocytaire dans le TA sous-cutané chez les patients obèses par rapport aux patients normaux. Cette observation suggère l'existence d'une régulation de type *down-regulation* de l'expression des GR dans le TA sous-cutané due à l'augmentation de la concentration locale de cortisol produite sous l'effet de la 11β-HSD-1. La diminution de l'expression GRα n'a pas été trouvé dans le TA viscéral des obèses, ce qui suggère l'absence de la *down-regulation* des GR à ce niveau. La conséquence en est que dans le TA viscéral chez les obèses il y a une sensibilité élevée à l'augmentation locale du cortisol (227).

- Etudes génétiques

Plusieurs polymorphismes (N363S sur l'exon 2 [228, 229], le polymorphisme GR de restriction Bcl I sur l'intron 2 [230, 231], le polymorphisme ER22/23EK [232, 233] et le polymorphisme de restriction dans la région du promoteur du gène (TthIII1) du gène GR ont été décrites comme associées à l'obésité ou au syndrome métabolique.

Toutes ces données montrent l'existence d'une hypersensibilité aux GC des tissus périphériques (surtout dans les muscles et le tissu adipeux) chez les obèses ou chez les personnes qui présentent un syndrome métabolique (à la différence de ce qu'on retrouve au niveau des GR centraux, responsables du *feed-back* négatif).

PARTIE 2

ETUDES PERSONNELLES

Introduction

La répartition du tissu adipeux (TA) a un rôle important dans le développement des maladies métaboliques et cardiovasculaires. On sait que le tissu adipeux sous-cutané exerce un effet anti-athérogène indépendant (234), tandis que l'accumulation viscérale du tissu adipeux est associée à la croissance de la prévalence de la résistance à l'insuline, du syndrome métabolique et des complications cardiovasculaires (235). L'accumulation de tissu adipeux au niveau des autres organes, impliqués ou en liaison avec la fonction cardiaque peut également accroître la prévalence des maladies cardiovasculaires (236). Le tissu adipeux épicardique (TAE) est un dépôt de tissu viscéral localisé sous l'épicarde (autour des deux ventricules, en quantité variable et ayant une distribution variable. Des études récentes ont suggéré qu'une augmentation du TAE peut représenter un important facteur de risque pour les maladies cardiaques (237, 238). En effet, au niveau du TAE on a mis en évidence une élévation du niveau des cytokines pro-inflammatoires (239). L'absence du fascia entre le TAE et le myocarde suggère que des facteurs synthétisés tant dans les adipocytes que dans les macrophages qui infiltrent le TAE, peuvent interférer et affecter les cardiomyocytes adjacentes par des effets de type paracrine. Les fonctions physiologiques et métaboliques du TAE sont encore peu connues, de même que la régulation de son développement. La relation entre TAE et – en général – entre le tissu adipeux sous-cutané et viscéral et l'âge reste encore controversée et constitue sujet de débats (11). Iacobellis et ses collaborateurs ont montré que le volume du TAE mesuré à l'échographe reflète la quantité de tissu adipeux viscéral intra abdominal et qu'il est corrélé avec les paramètres du syndrome métabolique (36, 38, 52). La relation entre ce dépôt adipeux et les diverses affections du cœur n'est pas encore bien élucidée. Dans une étude de nécropsie, Corradi et ses collaborateurs ont démontré que la masse du TAE est augmentée dans le cas du coeur hypertrophique, mais aucune association entre le coeur ischémique et la masse du TAE n'a pas été trouvée (17).

La partie contribution personnelle de ce travail est structurée en deux chapitres, constituant chacun une étude sur un lot différent de sujets et utilisant des méthodes d'évaluation distinctes du même dépôt de tissu adipeux, le tissu adipeux épicardique (TAE):

I) Etude nécropsique du TAE

II) Etude morphologique et fonctionnelle du TAE (réalisée sur des biopsies de TAE prélevées chez les sujets avec et sans coronaropathie)

I. Etude nécropsique du tissue adipeux épicardique

Article 1 : Silaghi A, Piercecchi-Marti MD, Grino M, Leonetti G, Alessi MC, Clement K, Dadoun F, Dutour A. Epicardial Adipose Tissue Extent: Relationship With Age, Body Fat Distribution, and Coronaropathy. *Obesity (Silver Spring). 2008*;16(11):2424-30.

I. Etude nécropsique du tissu adipeux épicardique

I.1. Hypothèse d'étude

Malgré les études biologiques actuelles avancées sur le tissu adipeux, qui ont suggéré un rôle potentiel de ce tissu dans le développement de la coronaropathie, il y a très peu d'études qui mettent en évidence l'association entre le TAE et la présence ou l'extension de la maladie coronarienne et elles apportent des résultats controversés ou non concluantes (72, 74). Dans ces conditions, des études supplémentaires, qui utilisent des méthodes précises pour mesurer l'extension et la distribution du TAE, en même temps qu'une évaluation directe des lésions coronariennes, s'avèrent nécessaires. Leur analyse sur le cadavre pourrait satisfaire au mieux à ces conditions.

Par conséquent, sur un lot de cadavres, victimes des accidents ou de la mort suspecte brusquement installée, nous avons réalisé une évaluation directe de l'extension du TAE par de multiples mesures précises de ce dépôt ectopique et une évaluation directe des lésions coronariennes. L'adiposité et sa répartition a été rapportée par des mesures anthropométriques et autres déterminations directes pour décrire la relation entre le TAE et d'autres dépôts adipeux. En même temps on a évalué si l'extension du TAE s'associe à la maladie coronarienne indépendamment de la quantité totale ou abdominale de tissu adipeux.

I. 2. Objectifs de l'étude nécropsique du TAE

1. Définition des facteurs qui sont impliqués dans l'augmentation de la masse de tissu adipeux épicardique et leur corrélation avec:

- des mesures anthropométriques de l'obésité en général et de l'obésité viscérale en particulier

- l'accumulation de lipides dans d'autres régions ectopiques, en dehors du tissu adipeux (par exemple, la stéatose hépatique)

2. Evaluation d'une possible liaison qui existe entre le TAE et une pathologie cardiaque ou coronaire

I. 3. Matériel et méthode

I. 3.1. Sujets

Nous avons inclus dans cette étude 56 sujets, 15 femmes et 41 hommes, qui ont été autopsiés dans le service de Médecine Légale de Marseille, France. Il s'agit d'autopsies de routine, qui ont été réalisées les premières 24 heures après l'installation du décès. Les corps ont été conservés à 4°C; on a sélectionné les corps en très bon état de conservation, afin d'éviter toute anomalie qui pourrait résulter du processus de putréfaction. Pour chaque sujet, nous avons noté des informations liées aux antécédents personnels pathologiques, la consommation de toxiques et le traitement suivi.

I.3.2. Mesures anthropométriques:

Nous avons réalisé une série de mesures anthropométriques qui permettent l'appréciation de la masse grasse des sujets:

a) Mesures anthropométriques classiques de l'adiposité totale:

Le corps a été posé sur la table d'autopsie, où on a mesuré:
- **le poids** (kg) – à l'aide d'une table balance (précision proche de 0,5 kg)
- **la taille** (cm) – à l'aide d'un centimètre linéaire (précision proche de 0,5 cm)

Ces mesures permettent de calculer l'indice de masse corporelle (IMC), représenté par le rapport entre le poids et la taille au carré [IMC = poids/taille^2 (kg/m²)].

b) Mesures anthropométriques de l'adiposité abdominale/viscérale:

- Le tour de taille (T taille, mesuré horizontalement, au milieu de la distance entre la crête iliaque et la dernière crête, utilisant un centimètre; la mesure a été réalisée avec précision millimétrique)

c) Mesures anthropométriques de l'adiposité sous-cutanée:
- Le tour de cuisse (T cuisse).

La cuisse a été mesurée avec le centimètre, à la racine des membres inférieurs, sélectionnant la plus grande circonférence de la cuisse. La mesure a été réalisée avec précision millimétrique.

- épaisseur maximale du tissu adipeux sous-cutané abdominal
 (Epaisseur TA sc abdo)

Cette épaisseur a été mesurée avec un centimètre linéaire, prenant en considération l'épaisseur maximale du tissu cellulaire sous-cutané abdominal après sectionnement sur la ligne xypho-pubienne de cette couche à l'aide d'un bistouri. La mesure a été réalisée avec précision millimétrique.

- **épaisseur maximale du tissu cellulaire sous-cutané au niveau de la cuisse**
 (Epaisseur TA sc cuisse)

Cette épaisseur a été mesurée avec un centimètre linéaire, sélectant l'épaisseur maximale du tissu cellulaire sous-cutané sur la face antérieure de la cuisse, après sectionnement de cette couche à l'aide d'un bistouri, sur une ligne qui unit le milieu du pli inguinal avec le genou. La mesure a été réalisée avec précision millimétrique.

d) *Evaluation macroscopique de la stéatose hépatique:*

Conformément la méthode d'évaluation macroscopique de la stéatose hépatique utilisée dans la médecine légale et en anatomo-pathologie, nous avons réalisée un **score de la stéatose:**

0: foie avec un aspect normal

1: stéatose minimale /moyenne

2: stéatose importante

3: cirrhose

I.3.3. Mesures du coeur

Après sectionnement de grands vaisseaux du cœur et ouverture du péricarde pariétal, le cœur a été retiré. Puis, le cœur a été lavé avec de l'eau froide afin d'enlever les traces de sang et ensuite pesé à l'aide d'une balance électronique (précision proche de 1 gramme). Le coeur a été déposé sur une table, sur un morceau de toile propre. Une série de photographies zénithales a été effectuée, parallèlement au plan de la table et toujours de la même distance/hauteur de 30 centimètres. Nous avons pris d'abord en photo la face antérieure et postérieure du coeur (Figures 9, 10) mettant à ses côtés un centimètre linéaire. On remarque le TAE qui s'étend sur la surface du coeur entourant les artères coronaires (Figures 11, 12).

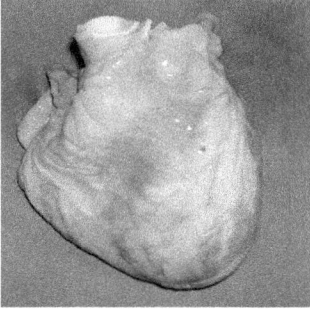

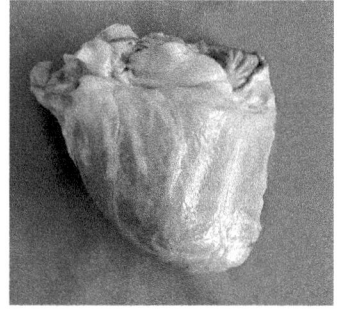

Figure 9. Tissu adipeux épicardique qui couvre la face antérieure du coeur

Figure 10. Tissu adipeux épicardique qui couvre la face postérieure du cœur

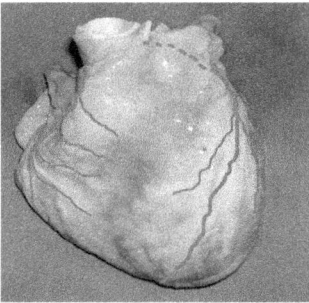

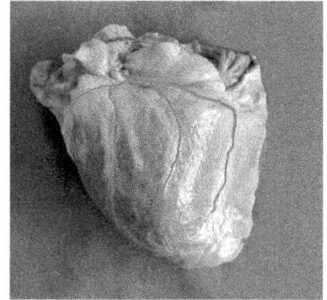

Figure 11. Artère coronaire droite circonflexe (CX)

Figure 12. Artère coronaire et inter ventriculaire (CD, IVA)

I.3.4. Mesures du tissu adipeux épicardique

Ensuite, avec un couteau, au niveau ventriculaire on a effectué deux sections perpendiculaires et équidistantes sur l'axe long du cœur, obtenant trois pièces (ou sections ventriculares). Ces pièces ont été numérotées de 1 à 3 de la pointe vers la base du coeur, comme il suit: 1 – petite section, apicale, 2 - section moyenne et 3 – grande section, basale. Les trois sections ont été déposées sur la table en ordre et photographiées ensemble, comme illustré dans la Figure 13. Les conditions de prise de la photo sont similaires aux conditions mentionnées antérieurement. Sur la section on peut observer les artères coronaires complètement entourées de TAE (Figure 14).

Dans toutes les photographies réalisées, les pièces anatomiques sont posées près d'un centimètre linéaire d'étalon, qui permettra par la suite la mesure la plus exacte de la quantité de TAE.

Utilisant le même centimètre, nous avons mesuré l'épaisseur du septum inter ventriculaire (SIV) et l'épaisseur des parois des deux ventricules gauche (VG) et droit (VD), sur la section numéro 2 ou moyenne. La mesure a été faite avec précision millimétrique.

I.3.5. Evaluation des coronaires

L'arbre coronarien a été le premier inspecté dans le but de déterminer de degré d'athérosclérose. L'artère coronaire droite (CD), le tronc coronaire gauche, la coronaire gauche (CS), circonflexe (CX) et inter ventriculaire antérieure (IVA) ont été disséquées. Afin d'évaluer l'extension des plaques d'athérome au niveau de ces vaisseaux, nous avons réalisé des sections transversales répétées tous les 2 mm, sur toute leur longueur, partant du sinus coronarien vers l'extrémité distale.

Le nombre des sténoses coronariens et le degré de perméabilité coronarienne ont été évalués de manière macroscopique par deux observateurs différents. L'aire de la plaque rétrécissante est exprimée par pourcentage du lumen du vaisseau.

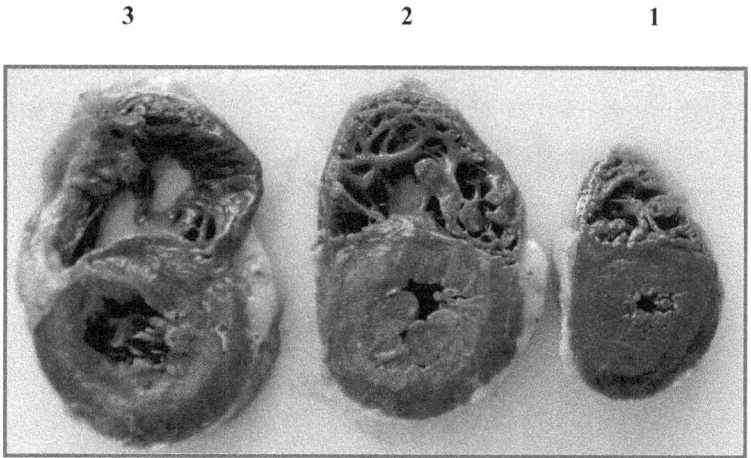

Figure 13. Sections équidistantes au niveau ventriculaire: 1 - apicale, 2 - moyenne, 3 - basale

Nous avons réalisé deux classifications, selon des critères anatomiques et de médecine légale :

a) Classification binaire

- *sujet coronarien* (quand il y a au moins une coronaire qui présente une sténose supérieure ou égale à 50% du lumen de la coronaire ou quand une séquelle d'infarctus est présente)

- *sujet sans coronaropathie* (sans sténose ou sténose inférieure à 50% du lumen du vaisseau)

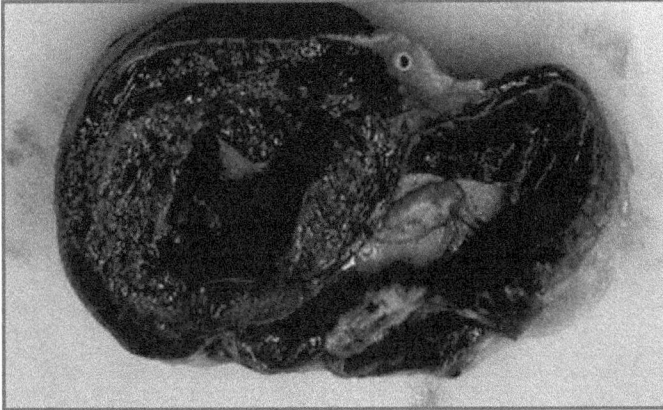

Figure 14. Artère coronaire entourée de tissu adipeux épicardique (image macroscopique)

b) Classification qui permet de calculer un score coronaire

Cette classification évalue la sévérité de la coronaropathie, prenant en compte le nombre et la sévérité des rétrécissements coronariens. La classification permet de calculer un score coronaire pour chaque sujet, score qui représente la somme des valeurs attribuées à chaque segment coronarien. De cette façon, chaque coronaire peut avoir une des valeurs suivantes:

0 – coronaire sans plaques d'athérosclérose

1 – sténose $\leq 50\%$

2 - sténose $> 50\%$, mais $\leq 75\%$

3 - sténose $> 75\%$

4 - sténose 100%

5 - séquelle d'infarctus

La présence de la séquelle d'infarctus est additionnée une seule fois, même qu'il y ait plusieurs séquelles dans des régions différentes du myocarde. Le score coronaire peut varier entre 0 et un total maximal de 17.

I.3.6. Méthode d'évaluation du tissu adipeux épicardique

Les photos prises pour chaque sujet ont été stockées sur support digital. Dans l'évaluation du tissu adipeux épicardique nous avons utilisé la mesure linéaire de ce tissu et de sa surface, à l'aide du logiciel Image™. Le coefficient de variation entre les mesures a été évalué entre 4% et 6%.

Au total, nous avons réalisé 35 mesures du TAE comme il suit:
1) Sur la photographie de la face antérieure et postérieure du coeur nous avons mesuré:

- *la surface du TAE qui couvre la surface antérieure respectivement postérieure du coeur (Surf ant TAE et Surf post TAE)* (Figures 15 et 16)
- *la surface totale, antérieure* et *postérieure du coeur (Surf ant et Surf post)*

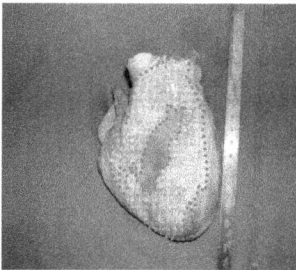

Figure 15. Mesure de la surface antérieure

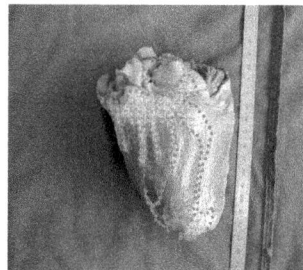

Figure 16. Mesure de la surface postérieure

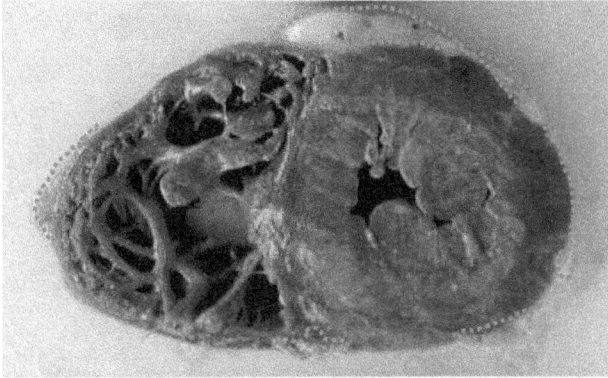

Figure 17. Mesure de la surface TAE sur la section transversale du cœur au niveau ventriculaire

2) Sur chacune des trois sections, nous avons mesuré:

- *la surface de chaque section (*notée par *Surf 1, Surf 2, Surf 3)*

- *la surface TAE qui entoure chaque ventricule, droit et gauche, sur chacune des trois sections* (Figure 17):

  ▪ Surf TAE VS1 et Surf TAE VD1
  ▪ Surf TAE VS2 et Surf TAE VD2
  ▪ Surf TAE VS3 et Surf TAE VD3

- *épaisseur maximale antérieure, latérale et postérieure du TAE correspondant à chaque ventricule, sur chacune des trois sections* (Figure 18):

  ▪ Epaisseur TAE ant VS1, Epaisseur TAE lat VS1, Epaisseur TAE post VS1
  ▪ Epaisseur TAE ant VD1, Epaisseur TAE lat VD1, Epaisseur TAE post VD1

- Epaisseur TAE ant VS2, Epaisseur TAE lat VS2, Epaisseur TAE post VS2
- Epaisseur TAE ant VD2, Epaisseur TAE lat VD2, Epaisseur TAE post VD2
- Epaisseur TAE ant VS3, Epaisseur TAE lat VS3, Epaisseur TAE post VS3
- Epaisseur TAE ant VD3, Epaisseur TAE lat VD3, Epaisseur TAE post VD3

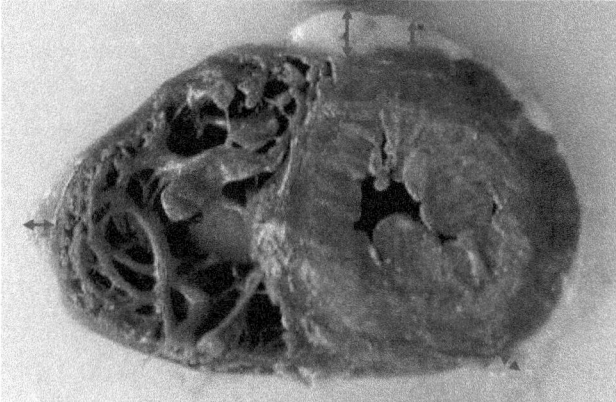

Figure 18. Mesure de l'épaisseur du TAE correspondant à chaque ventricule, sur chaque section.

- surface totale (TAE et myocarde) correspondant à chaque ventricule:

- Surface TAE + myocarde VS1 et Surface TAE + myocarde VD1
- Surface TAE + myocarde VS2 et Surface TAE + myocarde VD2

- Surface TAE + myocarde VS3 et Surface TAE + myocarde VD3

I.3.7. Analyse statistique

Les résultats sont présentés comme valeur moyenne ± ESM. L'analyse statistique a été réalisée à l'aide du logiciel Statview™ 5.0. Le test t Student et le test Mann-Withney ont été utilisés pour la comparaison des valeurs moyennes entre groupes, en fonction de la distribution des valeurs, normale ou anormale. L'association entre les variables a été obtenue par des tests de régression simple ou régression linéaire multiple. La régression logistique a été utilisée pour obtenir des associations de multiples facteurs prédictifs pour la présence ou l'absence de la coronaropathie. La valeur de la probabilité inférieure à 5% a été considérée significative du point de vue statistique.

I.4. RÉSULTATS

I.4.1. Caractérisation des sujets pris en étude

I. 4.1.1. Les causes de décès

Le Tableau 1 présente les causes de décès sujets inclus dans cette étude, telles que résultées de l'analyse des données cliniques et de médecine légale. On observe que la grande majorité des sujets (50/56) ont décédé suite à une mort brutale, accident ou cause médicale aigue. Du nombre total de 50 de sujets, 36 sont morts suite à un suicide, à une agression ou à un accident et non pas suite à une souffrance chronique.

I.4.1.2. Paramètres cliniques et anthropométriques

Les caractéristiques cliniques et anthropométriques de ces sujets sont présentées dans le Tableau 2. On observe que la population étudiée est relativement jeune, ayant l'âge moyen de 52,10 ± 2,38 ans, avec des extrêmes de 17 et 91 ans.

Tableau 1. Causes de décès des patients soumis à la nécropsie.

Causes de décès	Hommes	Femmes	Total (56)
Suicide (arme blanche, pendaison, défenestration, surdose médicamenteuse)	16	5	21
Crime (arme blanche, égorgement, strangulation)	3	2	5
Autres causes de mort subite (incendie, noyade ou accident de voiture)	7	3	10
Maladie pulmonaire	2	0	2
Infarctus aigu du myocarde	4	0	4
Accident vasculaire cérébral	2	1	3
Décès de cause inconnue	8	3	11

Les sujets se caractérisent par une grande variabilité:

- du poids : IMC = 25,01 ± 0,60 kg/m^2 (extrêmes: 14,5–39 kg/m^2),

- du tour de taille: 82,62 ± 2,07 cm (extrêmes: 58–120 cm)

- du poids du coeur: 389,2 ± 11,7 (extrêmes: 220-580 g)

Tableau 2. Paramètres cliniques, anthropométriques et mesures du coeur

	Valeur moyenne ± ES [min-max]
Age (ans)	52,1 ± 2,4 [17–91]
IMC (Kg/m²)	25 ± 0,6 [14,5–39]
Tour de taille (cm)	82,6 ± 2,1 [58–120]
Tour de cuisse (cm)	59,5 ± 1,7 [30 –83]
Epaisseur TA sc abdo (cm)	2,7 ± 0,3 [0–7]
Epaisseur TA sc cuisse (cm)	1,9 ± 0,2 [0-6]
Poids du coeur (g)	389,2 ± 11,7 [220–580]
Epaisseur de la paroi VG (cm)	13,2 ± 0,5 [7–22]
Epaisseur de la paroi VD (cm)	3,3 ± 0,2 [1–7]
Surf ant TAE (cm²)	98,2 ± 5 [4–193]
Surf post TAE (cm²)	71,5± 4,4 [13,2–134,5]
Surf TAE VG 2(cm²)	1,5 ± 0,1 [0–5,1]
Surf TAE VD 2 (cm²)	1,7 ± 0,2 [0–7]

I.4.2 Variabilité anatomique et facteurs déterminants du TAE

Notre étude nous a permis de trouver de grandes différences quantitatives inter-individuelles de TAE. Par observation directe, on peut constater que lorsque TAE est en petite quantité, il est disposé au niveau des sillons atrio-ventriculaires et interventriculaires, de la base du coeur vers l'apex, entourant les coronaires (Figure 19).

Il existe une tendance de répartition du TAE en trois panicules: l'un antérieur, l'autre postérieur et un troisième latéral droit, qui semblent correspondre aux trois branches coronaires principales: CD, CX, IVA. Quand le TAE devient plus abondant, il a la tendance de couvrir toute la surface du coeur (Figure 20).

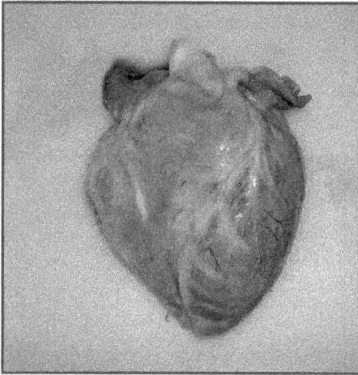

Figure 19. Exemple de TAE en petite quantité qui couvre la la face antérieure du cœur

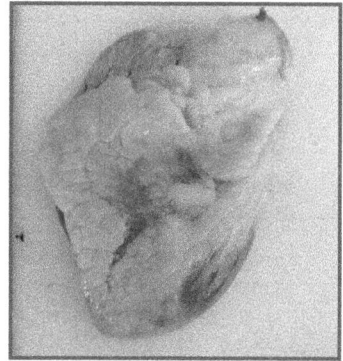

Figure 20. Exemple de TAE en grande quantité qui couvre la face antérieure du cœur

Ensuite, afin de décrire la variabilité du TAE dans ce lot et afin de sélecter les mesures représentatives du TAE, nous avons étudié dans un premier temps une série de corrélations entre des paires de mesures du TAE, par régression linéaire simple. Nous avons constaté l'existence d'une très bonne corrélation entre toutes les mesures effectuées (surface antérieure et postérieure, la surface TAE correspondant à chaque ventricule, l'épaisseur maximale du TAE antérieur, latéral et postérieur correspondant à chaque ventricule, sur chacune des trois sections) ayant la probabilité $p < 0,001$ et r entre 0,4 et 0,86. Ces résultats valident la technique de mesure utilisée.

Les figures 21 et 22 sont des exemples pour la grande variabilité inter-individuelle de l'extension du TAE.

La figure 21 montre la régression linéaire entre la surface du TAE qui couvre la face antérieure du cœur et la surface du TAE qui couvre la face postérieure du coeur. La haute corrélation trouvée entre les deux surfaces ($R^2 = 0,74$) suggère que le TAE se développe progressivement et parallèlement sur les deux faces du cœur.

La figure 22 représente la droite de régression entre la surface du TAE qui couvre la surface antérieure du coeur et l'aire du TAE qui entoure le VG, mesurée sur la section 2 ou moyenne. Pareillement, on a trouvé d'autres corrélations entre les surfaces antérieure ou postérieure du TAE et les épaisseurs du TAE mesurées dans l'antérieur, le latéral et le postérieur par rapport aux ventricules (R est compris entre 0,40 et 0,86; $p < 0,001$), ce qui suggère le fait que l'extension du TAE à la surface du cœur et l'épaisseur du TAE se développent toujours parallèlement.

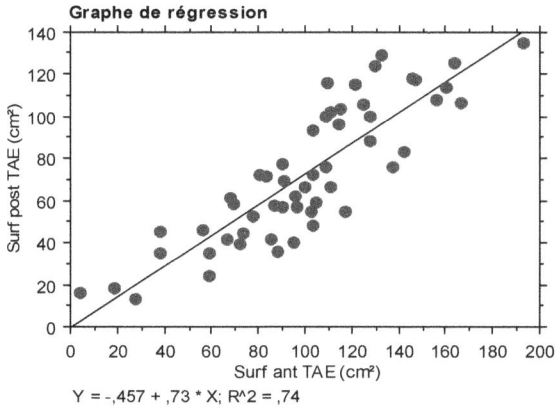

Graphe de régression

$Y = -,457 + ,73 * X; R^2 = ,74$

Figure 21. Régression linéaire simple entre la surface du TAE de
la face antérieure (Surf ant TAE) et la face postérieure
(Surf post TAE) du cœur r = 0.86; p < 0,0001

Parce que toutes les mesures du TAE sont étroitement liées entre elles,
nous avons choisi de présenter ci-après les résultats obtenus avec deux des
mesures que nous avons estimées significatives pour l'anatomie du TAE:
- la surface du TAE sur la face antérieure du coeur (Surf ant TAE)
- la surface du TAE qui entoure le VG, mesurée sur la section 2 où moyenne
(Surf TAE VG2)

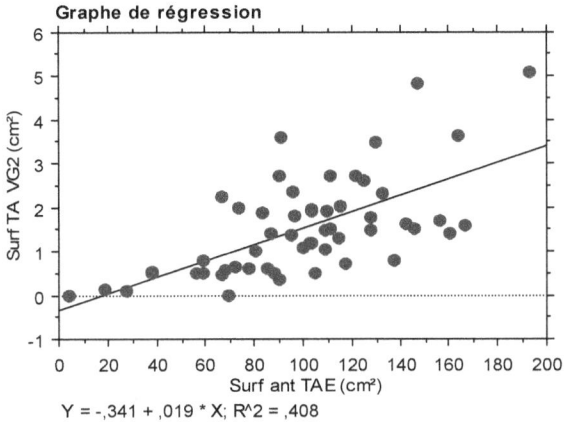

Graphe de régression

Y = -,341 + ,019 * X; R^2 = ,408

Figure 22. Régression linéaire simple entre la surface du TAE de la face antérieure (Surf ant TAE) et la surface du TAE qui entoure le VG, mesurée sur la section 2 (moyenne) r = 0,64; p < 0,0001.

Dans l'étape suivante, nous nous sommes proposées de vérifier quels sont les paramètres anthropométriques qui sont corrélés avec la quantité de TAE, car ils peuvent apporter des informations intéressantes sur les déterminants éventuels du TAE, comme l'âge, le poids total, la distribution du TAE et le poids du coeur. Comme synthétisé dans le Tableau 3 et dans les Figures 23, 24 et 25, les résultats montrent, utilisant une analyse linéaire simple, que les deux mesures sélectionnées, de même que les autres mesures du TAE, sont corrélées avec l'*âge,* avec *le tour de taille* et avec *le poids du coeur* et en moindre mesure ou pas du tout avec l'IMC, l'épaisseur du TA sous-cutané abdominal et l'épaisseur du TA sous-cutané de la cuisse.

Tableau 3. Corrélations entre la surface du tissu adipeux épicardique qui couvre la face antérieure du coeur (Surf ant TAE) et l'aire du tissu adipeux épicardique qui couvre le ventricule gauche mesurée sur la section numéro 2 ou moyenne (Surf TAE VG2), l'âge, les mesures anthropométriques et le poids du coeur.

	Mesures du TAE	
	Surf ant TAE	**Surf TAE VS 2**
Age (ans)	**r = 0,55; p < 0,0001**	**r = 0,55; p < 0,0001**
IMC (Kg/m^2)	**r = 0,40; p = 0,002**	**r = 0,53; p = 0,007**
T taille (cm)	**r = 0,55; p < 0,0001**	**r = 0,60; p < 0,0001**
T Cuisse (cm)	r = 0,24; p = 0,08	r = 0,18; p = 0,19
Epaisseur TA sc abdo (cm)	r = 0,21; p = 0,14	**r = 0,33; p = 0,013**
Epaisseur TA sc cuissse (cm)	r = 0,27; p = 0,06	**r = 0,35; p = 0,015**
Poids du coeur (g)	**r = 0,68; p < 0,0001**	**r = 0,35; p = 0,007**

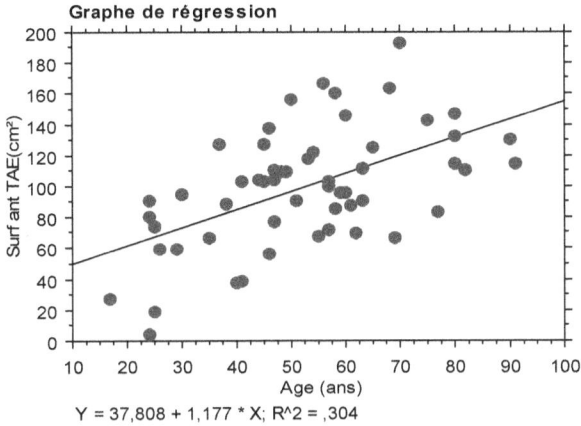

Graphe de régression

Y = 37,808 + 1,177 * X; R^2 = ,304

Figure 23. Exemple de corrélation entre une mesure du TAE (Surf TAE ant) et l'âge (r = 0,55; p < 0,0001)

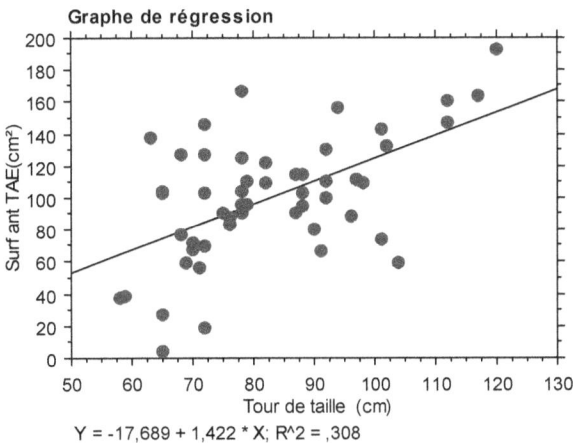

Graphe de régression

Y = -17,689 + 1,422 * X; R^2 = ,308

Figure 24. Exemple de corrélation entre une mesure du TAE (Surf TAE ant) et le tour de taille (r = 0,55; p < 0,0001)

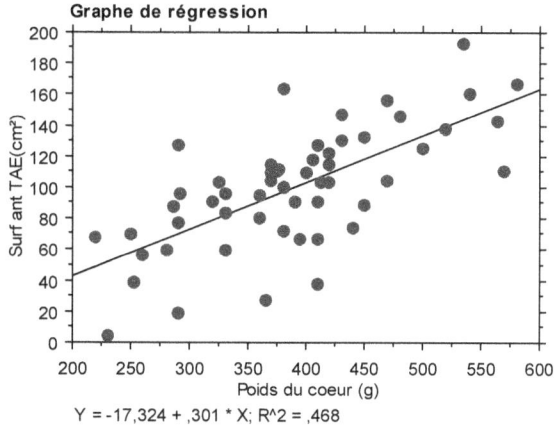

Figure 25. Exemple de corrélation entre une mesure du TAE
(Surf TAE ant) et le poids du coeur (r = 0,68; p < 0,0001)

La question qui se pose ensuite est de déterminer les paramètres anthropométriques qui sont le plus liés au TAE. À cet effet, en utilisant une régression multiple, nous avons analysé s'il y a une corrélation entre :

- la surface antérieure du TAE (Surf ant TAE) et la surface antérieure du TAE correspondant au VG, mesurée sur la section 2 ou moyenne (Surf ant VG2)

et

- l'IMC, C taille, Epaisseur TA sc abdo

Les résultats sont présentés dans le Tableau 4; ils montrent qu'en régression multiple, C taille est le seul marqueur anthropométrique indépendant corrélé avec les mesures du TAE, représentant par conséquent un facteur prédictif indépendant de l'accumulation du TAE.

Tableau 4. Evaluation par régression multiple de la relation entre le TAE et l'IMC, T taille et l'Epaisseur du TA sc abdo.

	Surf ant TAE (cm²) (r = 0,56; p = 0,0004)		Surf TA VG2 (cm²) (r = 0,61; p < 0,0001)	
	t	p	T	p
T taille (cm)	3,123	**0,003**	2,639	**0,0111**
IMC (Kg/m²)	0,232	0,8178	1,047	0,3001
Epaisseur TA sc abdo (cm)	-0,653	0,5163	-0,653	0,9783

L'analyse multivariée montre que l'âge, le poids du cœur et la circonférence de la taille expliquent à elles seules 65% de la variabilité du TAE ($r^2 = 0,65$; p < 0,0001). Les données confirment que ces trois paramètres sont indépendamment liés à la présence et à la quantité de TAE. Les résultats sont représentés dans le Tableau 5.

Tableau 5. Evaluation par régression multiple de la relation entre le TAE, l'âge, T taille et le poids du coeur.

	Surf ant TAE (cm²) ($r^2 = 0,65$; r = 0,80; p < 0,0001)	
	t	p
Age (ans)	3,598	0,0008
T taille (cm)	2,344	0,0233
Poids du coeur (g)	4,961	< 0,0001

Le Tableau 6 synthétise les deux modèles présentés antérieurement. L'analyse par régression multiple montre que – de tous les paramètres évalués – seulement trois sont corrélés de manière significative et indépendante avec les mesures du TAE: *l'âge, T taille* et *le poids du coeur*.

Tableau 6. Analyse des données utilisant la régression multiple: paramètres corrélés de manière significative avec la surface du tissu adipeux épicardique qui couvre la face antérieure du coeur (Surf ant TAE).

	Résultats de l'analyse par régression multiple Variable dépendante Surf ant TAE:	
	Modèle 1	**Modèle 2**
Variables indépendantes du modèle	Toutes sont corrélées de manière significative avec les paramètres anthropométriques classiques	Toutes sont corrélées de manière significative avec les paramètres anthropométriques classiques, l'âge et le poids du coeur
La meilleure régression obtenue	$R^2 = 0,30$; $p = 0,0001$	$R^2 = 0,65$; $p < 0,0001$
Les variables indépendantes de la meilleure régression multiple (les paramètres corrélés de manière indépendante et significative sont présentés avec des caractères accentués)	**Tour de taille: t = 3,123; p = 0,003** IMC: $t = 0,232$; $p = 0,82$	**Poids du coeur: t = 4,96; p < 0,0001** **Age: t = 3,598; p = 0,0008** **Tour de taille: t = 2,344; p = 0,02**

Nous avons constaté une excellente corrélation entre le TAE et le poids du coeur (Figure 25). La question de savoir s'il existe une liaison entre les deux composantes, tissu adipeux et musculaire, s'est soulevée. Est-ce que l'hypertrophie myocardique et l'hypertrophie du TAE peuvent se développer parallèlement? Ayant ce point de départ, nous avons estimé nécessaire l'analyse des deux compartiments, adipeux et musculaire, compartiments qui ont le même support vasculaire. L'augmentation relative du volume du TAE rapportée au volume du myocarde est importante, car il parait que le TAE présente une variabilité inter-individuelle et peut avoir des déterminants spécifiques.

Graphe de régression

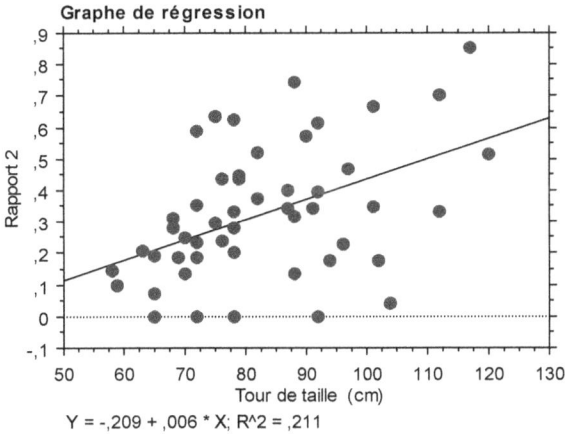

Y = -,209 + ,006 * X; R^2 = ,211

Figure 26. Exemple de régression linéaire simple entre le rapport 2 et la circonférence de la taille (r = 0,46; p = 0,0007).

Nous avons réalisé deux rapports entre les mesures du TAE et les mesures du myocarde, qui représentent le développement relatif du TAE sur celui du myocarde et qui reflète la quantité relative de TAE à la surface du coeur:

- **Rapport 1**: le rapport entre la surface du TAE qui couvre la surface antérieure du cœur (Surf ant TAE) et la surface totale de la face antérieure du cœur (Surf ant)

- **Rapport 2**: le rapport entre l'épaisseur maximale antérieure du TAE mesurée au niveau VS sur la section moyenne ou 2 (Epaisseur TAE ant VG2) et l'épaisseur du myocarde mesurée au niveau de la paroi libre du VS (Epaisseur VG)

Tableau 7. Corrélations du rapport TAE/myocarde avec l'âge et les mesures anthropométriques.

	Rapports TAE/myocarde	
	Rapport 1 Moyenne ± ESM: 68,5± 2,4%	**Rapport 2** Moyenne ± ESM: 33,5 ± 3 %
Age (ans)	**r = 0,50; p = 0,0001**	r = 0,27; p = 0,04
IMC (Kg/m²)	r = 0,30; p = 0,03	r = 0,30; p = 0,03
T taille (cm)	**r = 0,38; p = 0,005**	**r = 0,46; p = 0,0007**
Epaisseur TA sc abdo (cm)	r = 0,19; p = 0,17	r = 0,30; p = 0,03
Epaisseur TA sc cuisse (cm)	r = 0,37; p = 0,01	r = 0,30; p= 0,04

Les résultats obtenus sont présentés dans le Tableau 7 et montrent que les deux rapports ne sont pas constants, mais qu'il existe une grande variabilité inter-individuelle et que le TAE est corrélé positivement avec l'âge tout aussi bien qu'avec la plupart des marqueurs de l'adiposité, la meilleure corrélation se faisant avec l'âge et le tour de taille (T taille) (Figure 26).

Par une analyse de type régression multiple, incluant tous les paramètres anthropométriques de l'adiposité, corrélés avec ces rapports, on a obtenu que le tour de taille est le seul marqueur anthropométrique qui reste corrélé de manière significative aussi bien avec le rapport 2 qu'avec le rapport 1. Les résultats sont représentés dans les Tableaux 8 et 9.

Tableau 8. Analyse de type régression multiple entre le rapport 2 et des mesures anthropométriques de l'obésité.

	Rapport 2 $(r^2 = 0,24; r = 0,5; p = 0,0267)$	
	t	p
IMC (Kg/m²)	-0,467	0,6434
T taille (cm)	2,458	**0,0185**
Epaisseur TA sc abdo (cm)	0,610	0,5453
Epaisseur TA sc cuisse (cm)	0,732	0,4686

Lorsqu'on a inclus dans la régression multiple l'âge et le tour de taille, on a trouvé ces deux éléments indépendamment corrélés dans les deux rapports (Tableau 10).

Dans l'étape suivante, nous avons évalué par analyse statistique s'il y a un rapport entre les mesures du TAE et le statut coronarien (patient coronarien ou non coronarien), ainsi qu'un rapport avec le score de la coronaropathie.

Tableau 9. Analyse de type régression multiple entre le rapport 1 et des mesures anthropométriques de l'obésité.

	Rapport 1 ($r^2 = 0,32$; $r = 0,5$; $p = 0,0035$)	
	t	p
IMC (Kg/m^2)	0,008	0,4374
T taille (cm)	2,38	**0,022**
Epaisseur TA sc abdo (cm)	-1,92	0,06
Epaisseur TA sc cuisse (cm)	2,53	0,152

Tableau 10. Analyse de type régression multiple entre le rapport 1, respectivement 2, l'âge et la circonférence de la taille

	Rapport 1 ($r^2 = 0,32$; $r = 0,56$; $p < 0,0001$)		Rapport 2 ($r^2 = 0,5$; $r = 0,25$; $p < 0,0023$)	
	t	p	t	p
Age (ans)	3,5	**0,001**	0,93	0,35
T taille (cm)	1,78	**0,05**	3,02	**0,0041**

Après avoir reparti les sujets dans deux groupes utilisant la classification binaire présentée ci-dessus, selon le degré de sténose (sujet coronarien – rétrécissement/sténose > 50% ou séquelle d'infarctus) ou sujet non coronarien - sans rétrécissement ou rétrécissement/sténose < 50%) - nous avons réalisé une comparaison entre les deux groupes (utilisant une analyse de type Mann-Whitney) ; cette comparaison a pris en compte l'âge, les mesures du TAE et le poids du coeur, les résultats en étant illustrés dans le Tableau 11. Nous avons découvert que les sujets coronariens sont plus âgés que les non coronariens (60,9 ± 3,2 *versus* 48,9 ± 2,9 ans; Test t Student, $p = 0,02$), mais nous n'avons pas trouvé de différence significative pour l'IMC et le tour de taille. En revanche, nous avons trouvé une augmentation (non relevante) de la surface antérieure et postérieure du TAE chez les sujets coronariens (117,7 ± 6,6 cm² et respectivement 86,6 ± 6,8 cm²) par rapport au groupe de sujets non coronariens (92,6 ± 6,3 cm² et respectivement 66,6 ± 5,2 cm²) (test Mann

Whitney p = 0,01 et respectivement 0,03). Une différence significative persiste après ajustement avec le paramètre âge.

Tableau 11. Comparaison de l'âge, des mesures anthropométriques et des mesures du TAE entre les deux groupes de sujets, coronariens et non coronariens.

	Coronarien (12 B + 3F = 15)	Non coronariens (31B + 10F = 41)	P Mann-Whitney
Age (ans)	**60,9 ± 3,2 [44–80]**	**48,9 ± 2,9 [17–91]**	**0,02**
IMC (Kg/m²)	24,6 ± 0,7 [20–28]	25,3 ± 0,8 [14.5–39]	0,85
T taille (cm)	81,5 ± 3,5 [63–102]	83,0 ± 2,5 [58–120]	0,99
Surf ant TAE (cm²)	**117,7 ± 6,6** [66–166]	**92,6 ± 6,3** [4–193]	**0,01**
Surf post TAE (cm²)	**86,6 ± 6,8** [41–129]	**66,6 ± 5,2** [13–134]	**0,03**
Poids du coeur (g)	**439,7 ± 20,94 [292–580]**	**370,2 ± 12,96 [220–570]**	**0,01**

Nous avons procédé ensuite à une évaluation statistique de l'association indépendante de l'extension du TAE par rapport au statut coronarien. Cette association a été confirmée par une analyse de type régression logistique, qui inclut des facteurs de risque classiques de la maladie coronarienne (âge, poids du coeur, IMC et tour de taille) et montre que la surface du TAE sur la surface antérieure du coeur s'associe positivement à la présence de la coronaropathie (p = 0,01), indépendant de l'IMC, de l'âge et le tour de taille. Lorsqu'on inclut dans le même modèle de régression le poids du coeur, la surface du TAE sur la surface antérieure du coeur n'est plus associée positivement à la présence de la coronaropathie (p = 0,06).

La deuxième classification a été faite en fonction de l'extension des lésions coronariennes ; elle a permis de calculer un score coronaire. Par une régression simple, nous avons trouvé que la surface du TAE sur la face antérieure du cœur est corrélée avec le score coronaire du degré de rétrécissement (p = 0,0034; r = 0,38), confirmant que l'extension du TAE est également associée à la sévérité de la coronaropathie.

Pour une meilleure analyse des données, nous avons reparti les sujets dans trois sous- groupes, dans l'ordre croissant du score obtenu (Tableau 12). Pour la surface antérieure du TAE nous avons obtenu une importante différence du score coronaire entre les tertile 1 et 2 (Mann-Whitney p = 0,0146) et entre les tertile 1 et 3 (Mann-Whitney p = 0,0135), ce qui n'a pas été le cas pour les tertiles 2 et 3.

Tableau 12. Valeurs moyennes du score coronaire pour chaque sous- groupe (tertile)

Surf ant TAE	Score coronaire (moyenne ± ESM)
Tertile 1	0,39 ± 0,27
Tertile 2	2,37 ± 0,67
Tertile 3	3,84 ± 1,02

. I.5. Discussions

Cette étude démontre de manière très évidente que les principaux paramètres associés à l'extension du tissu adipeux épicardique sont: *l'âge des sujets, la circonférence de la taille* et *le poids du coeur*. Cette observation suggère que l'âge, l'obésité abdominale et l'hypertrophie du myocarde représentent les principaux facteurs prédictifs de l'accumulation de tissu adipeux épicardique. Certaines de ces associations, mais pas toutes, ont été déjà suggérées par des études antérieures (11, 14,17, 40).

Les résultats de cette étude apportent des données supplémentaires qui peuvent expliquer une partie des conclusions contradictoires se référant au tissu adipeux épicardique qui existent dans la littérature de spécialité. Le lot évalué dans cette étude est différent par rapport aux études de nécropsie ou aux études cliniques antérieures (14, 17) grâce à une palette d'âge plus large (de 17 à 91 ans, âge moyenne $52,10 \pm 2,38$, les sujets sont plus jeunes, incluant de jeunes adultes) et grâce à la disposition générale et abdominale du tissu adipeux (notre étude n'a pas inclus de manière prépondérante des sujets obèses ou avec obésité abdominale). Le poids moyen est compris entre les valeurs normales (valeur moyenne de l'IMC = $25,01 \pm 0,60$), étant moindre que celui des patients évalués par écographie dans l'étude de référence de Iacobellis de 2003 (14). Ceci permet une analyse plus précise de l'effet du poids sur les résultats obtenus.

Dans la grande majorité des cas, la cause du décès des patients a été une cause accidentelle (crime ou suicide). Il est important de retenir cet aspect, car - pour ce lot - il permet d'enlever les conséquences néfastes des maladies chroniques, surtout cardiaques, sur le cœur et probablement sur le TAE, à la différence d'autres études nécropsiques qui ont eu des sujets décédés suite à des maladies chroniques pulmonaires, suite à l'insuffisance cardiaque chronique, suite au cancer. Parce que cette étude a été réalisée sur des sujets récemment décédés, utilisant des photographies digitales du coeur, elle offre une série de mesures exacte du TAE dans différentes régions du cœur, dont la mesure de l'épaisseur de la couche de TAE, l'extension du TAE à la surface du cœur, de même que l'aire du TAE par sections du coeur. Cette méthode met à l'écart les difficultés liées à la dissection et au pesage du TAE. Plus encore, les caractéristiques des sujets permettent d'utiliser l'analyse statistique multivariée, qui montre que l'âge, la circonférence de la taille et le poids du cœur sont des facteurs indépendants associés au développement du TAE. D'autres études n'ont pas mis en évidence cet aspect, probablement parce que les paramètres n'ont pas la même covariance et leur répartition dans la population étudiée est différente.

Aujourd'hui on sait que l'adiposité généralisée, de même que l'adiposité abdominale augmente avec l'âge. Sur le TAE il existe des résultats controversés, les plus importants infirmant une telle relation. Les résultats de cette étude démontrent qu'il existe une relation étroite entre l'âge et toutes les mesures du TAE, retrouvée chez l'adulte, sur le spectre d'âge tout entier. Les résultats des études antérieures qui n'ont pas trouvé une telle relation (11, 14, 17, 240) auraient pu être influencés par l'âge avancé des sujets et/ou par la présence d'un nombre important de sujets obèses avec TAE quantitativement augmenté ou des sujets avec des maladies cardiaques chroniques.

La relation entre le TAE d'un côté et l'hypertrophie du myocarde et l'obésité généralisée/abdominale de l'autre, mérite une attention particulière, car l'augmentation du TAE peut représenter une liaison physiopathologique entre le surpoids/l'obésité et le risque accru de développer une dysfonction ventriculaire, une hypertrophie myocardique et une insuffisance cardiaque (17, 38, 63).

En effet, l'obésité est associée à la dysfonction ventriculaire et à l'hypertrophie du myocarde (241) et la majorité des études épidémiologiques ont mis en évidence qu'une augmentation de l'IMC représente un facteur de risque indépendant pour l'insuffisance cardiaque (242, 243). Des preuves anatomiques et biochimiques suggèrent qu'une augmentation du TAE peut affecter directement la fonction ventriculaire. On a montré que le TAE synthétise de nombreux facteurs dont les cytokines pro-inflammatoires (26,239), qui peuvent avoir des effets négatifs sur les cardiomyocites adjacentes, par un effet de type paracrine. Théoriquement, l'accumulation de tissu adipeux autour des ventricules peut réduire la distensibilité du péricarde et contribuer à la dysfonction diastolique (236).

Etant donné que la disposition du tissu adipeux est diffuse dans l'organisme, la mesure de différents dépôts adipeux peut conduire à établir certaines intercorrélations et surtout une corrélation avec l'IMC. Dans ce sens, la plupart des études antérieures, cliniques ou de nécropsie (de même que notre présente étude) montrent que la masse TAE est corrélée de manière significative avec l'IMC, comme indicateur de l'adiposité générale (11, 14, 17, 38). Cette corrélation de la distribution du TAE avec l'IMC peut expliquer certaines discordances entre les résultats de cette étude et quelques études antérieures (11, 17, 240, 244). La plus importante partie des sujets inclus dans l'étude n'étaient pas en surpoids, ce qui correspondait à nos attentes, tenant compte du fait qu'ils ont vécu en France où la prévalence du surpoids et de l'obésité est moindre que dans d'autres pays. Nous n'avons pas trouvé un développement plus important du TAE sur la face antérieure du coeur par rapport à la face postérieure, ni du ventricule droit en comparaison avec le ventricule gauche (11). Un développement asymétrique du TAE pourrait être plus évident chez les personnes âgées en surpoids et chez les sujets obèses avec excès de TAE. Ces variations peuvent accroître l'intérêt de trouver de nouvelles méthodes d'évaluation du TAE par imagerie, plus efficaces, utiles dans la pratique clinique.

On sait que le risque coronaire (234, 235) et le risque de l'insuffisance cardiaque (245) est plutôt associé à la disposition abdominale/viscérale du tissu adipeux qu'à la disposition périphérique sous cutanée. Dans ce contexte, l'évaluation du TAE est d'un grand intérêt. Des études plus approfondies sont nécessaires pour éclaircir cette relation entre le TAE et le TA sous-cutané périphérique, sous-cutané abdominal et le TA viscéral. Les résultats de cette étude montrent une étroite corrélation entre les mesures TAE et le tour de taille, le plus important paramètre de l'obésité abdominale/viscérale; cette corrélation est plus forte que la corrélation avec l'IMC. La corrélation entre les mesures TAE et les mesures TA sous-cutané périphérique (épaisseur TA sous-cutané abdominal et de la cuisse) est soit très faible, soit inexistante. Utilisant une analyse de type régression multiple, nous avons constaté que les mesures TAE se corrèlent de manière indépendante uniquement avec la circonférence de la taille, mais non pas avec d'autres paramètres de l'adiposité, comme par exemple l'IMC ou les mesures TA sous-cutané. Ceci suggère que le développement du TAE est lié au développement du TA viscéral plus que du TA sous cutané, ce qui correspond aux résultats obtenus par Iacobellis et ses collaborateurs; ils ont trouvé une forte corrélation entre l'épaisseur du TAE mesurée par écographie au niveau du VD et TA viscéral évalué par résonance magnétique (14). Ces données appuient l'hypothèse

121

proposée par Iacobellis, conformément à laquelle il existe une voie commune de développement du TA viscéral et du TAE pendant embryogenèse et plus tard pendant la vie (40). D'autres études qui montrent que le TAE et le TA viscéral présentent des caractéristiques histologiques, biochimiques et fonctionnelles communes constituent des arguments dans la même direction (11). Tous les deux tissus sont très actifs du point de vue métabolique, aspect démontré par une lipolyse augmentée par rapport au TA sous-cutané (12) et par la capacité élevée d'accumulation de TGL dans le but de l'augmentation de la capacité de fournir localement de l'énergie (33). Les deux tissus présentent des caractéristiques similaires pour ce qui est la différenciation cellulaire et l'accumulation des lipides adipocytaires. On a démontré que le TA viscéral présente une augmentation de l'expression 11β-hydroxisteroïde déhydrogénase de type 1 (11β-HSD-1), qui peut conduire à une augmentation locale de la synthèse et de l'activité des glucocorticoïdes actifs. Récemment, nous avons mis en évidence une augmentation de l'ARNm de la 11β-HSD-1 dans le TAE des patients coronariens. Chez les patients avec obésité abdominale, les troubles métaboliques associés à l'augmentation du TA viscéral peuvent également favoriser le dépôt de TAE. On sait que l'obésité abdominale est étroitement liée à la résistance à l'insuline, qui modifie la captation de glucose et des acides gras et peuvent conduire finalement à l'apparition et le développement des dépôts ectopiques de tissu adipeux. Il est intéressant que l'accumulation du TAE est étroitement liée à la résistance à l'insuline, de même qu'à d'autres caractéristiques du syndrome métabolique (38, 36) et il entre en corrélation avec d'autres formes de dépôt ectopique du tissu adipeux: augmentation du niveau de TGL dans le myocarde et la stéatose hépatique (52), ce dernier étant également un indicateur indépendant de l'insulinorésistance myocardique chez les patients avec diabète de type 2 avec coronaropathie (246).

Des études antérieures de nécropsie ont mis en évidence une corrélation significative entre le TAE et le poids du cœur (240, 247) ou du myocarde (17), suggérant qu'il pourrait y avoir une liaison étroite entre l'hypertrophie du myocarde et le TAE. Cette liaison a été ensuite démontrée par les études récentes d'écographie cardiaque de Iacobellis, qui met en évidence une corrélation significative entre l'épaisseur du TAE mesuré au niveau du VD et la masse du ventricule gauche (VS) (63). Nos résultats présentés ci-dessus confirment une forte corrélation entre les mesures du TAE et le poids du coeur. En plus, les études antérieures ont montré que parmi les paramètres corrélés avec le TAE, comme l'âge et l'adiposité généralisée/abdominale, le poids du cœur est le paramètre indépendant le plus fortement corrélé. La triple association entre l'extension du TAE, surpoids/obésité et l'hypertrophie du myocarde a été moins étudiée. À partir de l'évaluation du rapport tissu adipeux - muscles, Corradi et ses collaborateurs ont montré que l'hypertrophie du myocarde et le développement du TAE évolue en parallèle. Ce développement pourrait dériver des mécanismes locaux communs, comme le support vasculaire commun, et cette évolution du TAE serait indépendante d'autres paramètres systémiques et généraux, comme fi l'âge ou le surpoids/l'obésité (17). Dans l'étude mentionnée, utilisant une analyse de type régression multiple, nous avons obtenu une corrélation significative entre les mesures du TAE et l'âge et la circonférence de la taille, indépendamment du poids du coeur. Nous avons également trouvé que le rapport calculé TAE – myocarde montre une importante variabilité inter-individuelle et que l'âge et le tour de taille sont toutes les deux corrélés indépendamment avec ces rapports. Il est probable que l'âge plus élevé des sujets de l'étude de Corradi et la proportion plus importante des sujets avec des maladies cardiovasculaires ont caché ces corrélations. Par conséquent, la quantité de TAE n'est pas constante, elle augmente avec l'âge et avec l'obésité abdominale et elle est un facteur physiopathologique potentiel de la dysfonction/hypertrophie du myocarde. Ce point de vue est également soutenu par une récente étude IRM, qui met en évidence une corrélation significative entre le TAE et les paramètres de la fonction ventriculaire gauche chez les patients obèses et avec poids normal, avec une masse normale du VG (52). En conclusion, les données de cette étude et les données antérieures font du TAE un maillon physiopathologique de liaison entre l'obésité et la dysfonction/hypertrophie ventriculaire. Il est certain que des études futures seront nécessaires pour investiguer si la réduction du TAE induite par une diète hypocalorique peut améliorer la dysfonction/hypertrophie ventriculaire chez les patients avec TAE augmenté.

Nous avons également trouvé que les sujets coronariens présentent une quantité plus élevée de TAE. Bien que cette étude ne puisse pas déterminer si ce phénomène est un facteur déterminant ou s'il représente la conséquence d'un processus ischémique, il est évident que cette augmentation du TAE chez les patients coronariens peut avoir des conséquences négatives sur l'évolution de la maladie. À présent il existe deux études cliniques ayant pour objet l'analyse de relation entre l'épaisseur du TAE évaluée par écographie cardiaque et la sévérité de la maladie coronarienne, mais les résultats présentés sont contradictoires. Tandis que Chaowalit et ses collaborateurs (74) n'ont pas trouvé d'association entre le TAE et la sévérité de la coronaropathie, Jeong et son équipe (72), dans une publication très récente, ont montré qu'il y a une liaison évidente entre les deux paramètres. Ces derniers chercheurs ont montré que l'âge, l'épaisseur du TAE, le diabète et le tabac sont des facteurs indépendants qui affectent la sténose coronarienne. Dans l'étude présentée ci-dessus, l'inclusion de quelques sujets ayant subi des morts accidentelles permet d'analyser un groupe sans coronaropathie, ce qui n'était pas possible dans les études antérieures pour des raisons d'éthique médicale. Dans les deux études antérieures on observe que la sélection des patients a été faite sur la base des critères spécifiques de réalisation d'une coronarographie, ce qui augmente le pourcentage de patients coronariens à plus de 87%. Les résultats de notre étude renforcent les résultats de Jeong. La relation anatomique étroite entre le TAE et le myocarde suggère que les cytokines et les adipokines produites par l'infiltration macrophagique ou adipocytes peuvent contribuer à la modulation locale de la fonction du myocarde ou peuvent jouer un rôle dans la pathogenèse athérosclérose coronarienne. La masse élevée du TAE qui produit un niveau élevé de médiateurs de l'inflammation chez les patients coronariens peut conduire à une amplification de l'inflammation au niveau vasculaire et l'instabilité des plaques d'athérome.

II. Etude morfologique et fonctionnelle du tissue adipeux épicardique:

Article 2 : Silaghi A, Achard V, Paulmyer-Lacroix O, Scridon T, Tassistro V, Duncea I, Clément K, Dutour A, Grino M. Expression of adrenomedullin in human epicardial adipose tissue: role of coronary status. *American Journal of Physiology, Endocrinology and Metabolism,* 2007; 293(5):E1443-50.

II. Etude morphologique et fonctionnelle du TAE

II.1. Hypothèse d'étude

Il est unanimement accepté aujourd'hui le fait que chaque dépôt ou localisation du tissu adipeux présente des caractéristiques morphologiques et fonctionnelles spécifiques, avec des implications directes dans l'apparition et le développement – de l'obésité – des complications métaboliques et cardiovasculaires. Le TAE est un tissu adipeux peu étudié jusqu'à présent, qui s'avère intéressant par sa localisation dans la proximité des coronaires et du myocarde et par son exposition à des facteurs locaux particuliers.

Le TAE est considéré comme un tissu actif du point de vue métabolique qui s'accumule autour des coronaires et qui peut contribuer au potentiel inflammatoire local par la synthèse accrue des adipokines pro-inflammatoires et des protéines de l'hémostase. Des études récentes ont démontré que le passage direct des adipokines et des AGL du tissu adipeux vers les coronaires et le myocarde est possible grâce au contact direct avec la paroi vasculaire et à l'absence du fascia. Ceci pourrait favoriser l'apparition de l'athérosclérose et l'augmentation du risque coronarien. Une étude récente (22) met en évidence que le tissu adipeux périvasculaire synthétise des facteurs chémotactiques comme IL-8 et MCP-1 qui sont responsables de la migration leucocytaire du sang vers la zone entre l'adventice et le tissu adipeux périvasculaire, contribuant à l'accélération du processus d'athérosclérose.

Avant que cette étude débute, il n'y avait pas d'évaluation de l'expression des adipokines dans le TAE chez les patients sans coronaropathie ou obésité qui soit réalisée. Pour cette raison, nous avons estimé qu'une évaluation comparative du TAE chez les patients coronariens et non coronariens pourrait apportes des informations supplémentaires sur l'hypothèse de la contribution locale des adipokines du TAE dans la pathogenèse de la coronaropathie. Les observations antérieures n'ont pas pu établir si les caractéristiques du TAE sont spécifiques pour ce dépôt ectopique de tissu ou peuvent être encadrées dans les caractéristiques générales du tissu adipeux. Ceci justifie la nécessite de nouvelles études comparatives du TAE par rapport au TA sous-cutané chez les coronariens, de même que l'étude du TAE chez les coronariens par rapport aux non coronariens.

Dans notre étude, nous avons évalué le TAE du point de vue de la morphologie et de la synthèse d'une cytokine, essayant d'apprécier l'importance de quelques paramètres comme le poids corporel et le statut coronarien.

II.2. Objectifs de l'étude

Les objectifs du présent chapitre sont:
- l'évaluation morphologique du TAE
- l'étude de l'expression d'une cytokine anti-inflammatoire au niveau du TAE
- l'évaluation du métabolisme local du cortisol dans le TAE

II.3. Matériel et méthode
II. 3.1. Sujets

Notre étude a porté sur 32 patients hospitalisés dans le Service de Chirurgie Cardiovasculaire de l'Institut du Coeur "Nicolae Stăncioiu" de Cluj-

Napoca (Roumanie), dont 18 patients coronariens (12 hommes et 6 femmes, âgés de 45 à 72 ans) qui ont été opérés pour coronaropathie sévère. Le reste de 14 patients (8 hommes et 6 femmes, âgés de 36 à 67 ans) ont été opérés pour d'autres affections cardiaques que la maladie coronarienne, par exemple pour des valvulopathies ou tumeurs cardiaques (myxome atrial). Ces patients non coronariens n'ont pas présenté de lésions coronariennes à l'examen coronarographique et leur fraction d'éjection, évaluée par écographie cardiaque, était normale, >50%.

II.3.2. Critères d'inclusion et d'exclusion

Notre étude a inclus des patients hospitalisés à l'Institut du Coeur "Nicolae Stăncioiu" Cluj-Napoca dans la période mai 2004 - mai 2005 pour des interventions chirurgicales cardiaques.

Dans la sélection des patients les critères suivants se sont imposés:
- traitement récent avec des glucocorticoïdes (moins de deux mois) ;
- traitements avec des contraceptifs oraux ;
- traitement avec des médicaments psychotropes ;
- maladies infectieuses aigues ou récentes (moins de deux mois) ;
- maladies néoplasiques associées ;
- régime alimentaire sévère pendant les 3 mois précédant intervention chirurgicale.

L'étude a été réalisée conformément aux dispositions de la Déclaration de Helsinki et avec l'approbation du Comité d'Ethique Médicale de l'Université de Médecine et Pharmacie de Cluj-Napoca. Tous les patients ont exprimé par écrit leur accord de participer à ce protocole médical.

II.3.3. Prélèvement des échantillons biologique

Après une nuit à jeune, le matin de intervention chirurgicale, du sang a été prélevé des veines Le sérum résulté après la mise des tubes de sang en centrifuge pendant 10 minutes à 1500xg, à une température de 4°C, a été conservé au congélateur, à -20°C, jusqu'au jour où l'on a effectué les dosages biochimiques.

La glycémie, les triglycérides et le HDL cholestérol ont été mesurés utilisant une méthode enzymatique automate (Vitros, Ortho-Clinical Diagnostics Inc., Rochester, NY), les coefficients de variation (CV) ont été 0,60%, 0,77% et respectivement 0,88%. Le niveau plasmatique de l'insuline a été mesuré par une méthode immunométrique par chémiluminescence (DPC, La Garenne-Colombes, France) avec un CV de 5,3%.

II.3.4. Prélèvement du tissu adipeux

Environ 15-20 minutes après le début de l'intervention chirurgicale on a prélevé des biopsies de tissu adipeux épicardique et sous-cutané des zones qui n'ont pas été affectées mécaniquement ou cautérisées antérieurement. Les biopsies de TAE ont été prises chez tous les patients du TAE situé près de l'émergence de l'aorte de la coronaire droite et les biopsies de TA sous-cutané ont été prises au niveau de l'incision thoracique. Les biopsies ont été divisées en deux parties égales: la première a été immédiatement mise en azote liquide, la deuxième fixée avec formaldéhyde et incluse ensuite en paraffine. Les blocs de paraffine ont été coupés à un microtome Leica obtenant des sections de tissu de 5 microns. Ces sections ont été appliquées sur des lames (Superfrost

Plus, CML, Nemours, France), séchées et conservées dans un réfrigérateur à 4°C jusqu'au moment de leur utilisation.

II.3.5. Immunohistochimie

Le tissu fixé sur des lames a été soumis à des analyses immunohistochimiques, dans le but de mettre en évidence les protéines qui correspondent aux marqueurs inflammatoires étudiés.

Pour chaque protéine analysée, nous allons préciser le type d'anticorps utilisé et les particularités de l'expérience immunohistochimique, les autres étapes étant identiques. La méthode immunohistochimique se déroule sur deux jours, comme il suit:

Jour 1:

- Déparaffinage et hydratation du tissu des lames

Cette étape est exécutée sous hotte, les lames étant déposées sur un support qui est successivement passé par une série de récipients qui contiennent Safe solv (solution spéciale de déparaffinage) et ensuite pendant une minute en alcool 100%, 95%, 70% et eau distillée.

- Etape d'inactivation

Cette étape consiste dans le lavage des lames en tampon PBS. Afin d'obtenir un litre de tampon PBS avec le ph = 7,2 on met dans un vase avec de l'eau distillée 28,65g de Na_2HPO_4, 3,125g de NaH_2PO_4 et 45g de NaCl et on mélange jusqu'à la dissolution complète. Pour le cas des macrophages nous avons utilisé comme tampon la solution de TNT (100 mmol/L Tris pH 7,4, 0,9% NaCl, 0,05% Tween 20). Pour le marquage des macrophages avec l'anticorps HAM 56 nous avons utilisé la solution TNT - Caséine 0,02 M.

- Etape de démasquage des épitopes pour anticorps

Les lames avec tissu adipeux ont été réchauffées jusqu'à l'ébullition dans le four à micro-ondes, pendant 5 minutes, dans une solution contenant citrate de sodium 10 mmol/L et 1 mmol/L EDTA (1,47g Na citrate pour 500 ml solution 10mM), à un pH de 6,0 afin d'augmenter l'exposition de l'antigène. Après refroidissement les lames ont été introduites dans de l'eau oxygénée pendant 20 minutes afin d'inactiver les peroxydases endogènes et ensuite lavées 3 fois en PBS.

- Etape de blocage

Nous avons réalisé le blocage des liens non spécifiques avec un agent bloquant 0,5% (Perkin-Elmer, Courtaboeuf, France) dissout en PBS, appliqué sur le tissu pendant 2 heures.

- Incubation

Le tissu des lames a été incubé durant la nuit avec PBS contenant agent de blocage 0,5% et anticorps primaires. Nous allons présenter ci-après les anticorps utilisés et leurs principales caractéristiques.

Pour l'AM et ses récepteurs nous avons utilisé des anticorps polyclonaux de l'Adrénomédulline, CRLR, RAMP 2 et 3 (synthétisés et fournis par dr. F. Boudouresque et dr. L'H. Ouafik du Laboratoire Nord, Marseille, France) qui ont été obtenus chez les femelles lapins de Nouvelle Zélande, après immunisations répétées avec des peptides (Bachem, Voisins Le Bretonneux, France) qui correspondent aux aminoacides 1-52, 89-119, 59-81 et 34-55 de l'Adrénomédulline, CRLR, RAMP 2 et 3 humains mélangés avec de l'adjuvant Freund.

Les anticorps anti-AM ont été dilués à 1/2000, les anticorps anti-CRLR dilués à 1/3000, les anticorps anti-RAMP 2 dilués à 1/1500 et les anticorps anti-RAMP 3 dilués à 1/2000.

Pour le facteur Von Willebrand nous avons utilisé des anticorps polyclonaux de lapin anti-factor vW humain (Dako Cytomation, Danemark, Cod nr.A0082) dilués à 1/2000.

Pour les macrophages nous avons réalisé un marquage avec CD 68 utilisant Ig G monoclonaux de souris dirigés contre Aa 100-354 (Santa Cruz Biotechnology, Santa Cruz, CA, distribués par Tebu-bio, Le Perray en Yvelines, France) dilués à 1/50 .

Nous avons également réalisé un marquage avec des anticorps monoclonaux de souris HAM 56 (M0632 - DakoCytomation, Trappes, France) dilués à 1/100. Uniquement pour MF HAM 56 l'exposition à Ac primaire a été d'une heure.

Pour GR nous avons utilisé des anticorps polyclonaux de lapin anti-GR de souris (Santa Cruz Biotechnologies, distribué par Tebu-bio, Le Perray en Yvelines, France) dilués à 1/50.

Pour 11betaHSD-1 nous avons utilisé des immunoglobulines de brebis anti-11beta HSD humain (The Binding Site, Saint Egreve, France) diluées à 1/100.

Jour 2:

- Etape de découverte du signal

Après lavage des lames en PBS, le tissu est incubé pendant 2 heures avec un anticorps appelé secondaire (Dako Cytomation), différent comme il suit:

Pour AM, CRLR, RAMP 2, RAMP 3 - IgG de cheval biotynilate anti-lapin (Vector Laboratories, Burtingame, CA) diluées à 1/200.

Pour le vW - anticorps biotynilés anti-souris /lapin dilués à 1/200.

Pour 11 β HSD - anticorps biotynilés anti-brebis dilués à 1/200.

Pour GR - anticorps biotynilés anti-lapin dilués à 1/200.

Pour les macrophages CD 68 - anticorps biotynilés anti-souris dilués à 1/200.

Pour les macrophages HAM 56 - anticorps biotynilés anti-souris (Dako Cytomation) dilués à 1/200 pendant 20 minutes.

Après 2 heures, les lames sont à nouveau lavées et sont incubées encore 2 heures avec un complexe ABC-Avidin-Biotin-peroxidase Complex (Vectastain® ABC system, Vector Laboratories, distribué par Clinisciences, Montrouge, France).

Les lames considérées contrôle ont été incubées sans le sérum primaire.

Le signal a été mis en évidence utilisant DAB (3,3'-diaminobenzidine conservée à $-20°$ C) en présence de l'eau oxygénée 0,01% H_2O_2. La DAB est préparée par dissolution d'une pastille dans 30 ml de PBS, le filtrage étant fait après à l'aide d'un papier de filtre. On prépare un mélange de 1ml DAB et d'eau oxygénée diluée (850 µl eau + 150 µl H_2O_2 6%) dont on met 300 µl sur chaque lamelle et on laisse entre 1 et 10 minutes en fonction de l'anticorps utilisé, ensuite on met dans un vase avec de l'eau et on lave quelques minutes. Le signal est vérifié au microscope. *Le temps d'exposition à la DAB* jusqu'à l'apparition du signal est variable, entre 3 et 10 minutes en fonction de anticorps primaire utilisé.

Immédiatement après la fin de l'immunohistochimie, les lames ont été contra-colorées avec de l'hématoxyline ou avec de l'acridine-orange. Les lames sont laissées sécher à la température ambiante ou sont immédiatement montées. Les lamelles ont été étudiées au microscope électronique Leica (Rueil-Malmaison, France) et les champs microscopiques ont été photographiées avec un appareil photo couleur (Charge Coupled Device-CCD digital Coolsnap, Roper Scientific, Evry, France) attaché au microscope électronique.

- Quantification

La quantification vW a été réalisée en comptant des vaisseaux marqués par immuno-réaction. On a analysé, au hasard, 5 champs (ayant 0,7 mm^2/champ) à une augmentation de 10x et 10 champs à une augmentation de 40x.

Nous avons mesuré la surface adipocytaire utilisant le logiciel NIH Image J software, comme il sera détaillé dans le sous-chapitre suivant.

Pour la double coloration, on a procédé à la destruction de l'auto fluorescence de fond par exposition des lames aux rayons ultraviolettes dans une boite spéciale construite dans le laboratoire. Les lames avec tissu ont été ensuite bloquées comme décrit ci-dessus et incubées pendant la nuit avec PBS contenant de l'agent de blocage 0,5%, anticorps anti-AM et anticorps monoclonaux anti-CD68 (clone 514H12, Serotec, Cergy Saint Christophe, France) diluée 1/20. Les lames ont été lavées 3 fois en PBS et incubées 2 heures avec IgG de chèvre anti-lapin liée à la fluorescéine et IgG de chèvre anti-souris liées à la rhodamine (Jackson ImmunoResearch, West Grove, PA) les deux diluées 1/200. Les lames ont été ensuite étudiées à un microscope scanner confocal (True Confocal Scanner Microscope 63x magnification) lié à un logiciel 4D. Les lames contrôle n'ont pas été incubées avec le sérum anti-lapin et avec les anticorps monoclonaux.

II.3.6. La technique qRT-PCR

Nous avons extrait l'ARN total utilisant un kit spécial (RNeasy Mini Kit, Quiagen, Courtaboeuf, France ou NucleoSpin RNA L Macherey-Nagel). Le protocole d'extraction de l'ARN est précisé ci-après. L'intégrité de l'ARN a été vérifiée par électrophorèse sur gel d'agarose en présence du bromure d'éthidium; la concentration d'ARN total extrait a été déterminée à l'aide d'un spectrophotomètre.

La transcription inverse de l'ARNm a été réalisée utilisant 0,5 µg d'ARNm et MMLV comme enzyme de transcription (Promega, Charbonnières, France). Ensuite on a pris 10 ng du produit de RT (pour 18S a été dilué à 1/1000) qui ont a amplifié en duplicate en 40 cycles dans un appareil de thermocyclage Mx3005P (Stratagene, Strasbourg, France) utilisant le tampon mélange SYBR® GREEN PCR master mix (Applied Biosystems, Foster City, CA) et des primers spécifiques (Tableaux 13 et 14).

Nous avons utilisé cette technique pour mettre en évidence l'ARNm des cytokines suivantes: adrénomédulline (AM) et ses récepteurs (CRLR, RAMP2 et RAMP3), 11-beta HSD-1. Le produit PCR a été visualisé sur gel d'agarose en présence du bromure d'éthidium à l'aide d'un spectrophotomètre, afin de vérifier l'amplification uniquement du fragment souhaité.

Pour l'Adrénomédulline, la quantité d'ARNm a été déterminée des courbes standard résultées en duplicate, utilisant des dilutions sériées d'ARNm transcrites *in vitro* de cDNAs (correspondant aux bases 157-1372 de l'ARNm de l'AM, 629-951 de l'ARNm du CRLR, 141-458 de l'ARNm du

RAMP2 et 24-335 de l'ARNm du RAMP3) et normalisées avec les valeurs de l'ARNm ribosomal 18S. Les résultats sont exprimés en copies. Pour faciliter l'interprétation, nous avons rapporté les résultats à la valeur de l'ARNm au niveau du TA sous-cutané des patients non coronariens.

Tableau 13. Séquence nucléotidique des primers utilisés dans la qRT-PCR de l'adrénomédulline et de ses récepteurs.

ARNm	Primer sens	Primer anti-sens
AM	5'-CCTTCCTAGGCGCTGACA-3'	5'-AGTTCCCTCTTCCCACGACT-3'
CRLR	5'-AGACCCCATTCAACAAGGAG-3'	5'-TCAGTTCCTGCTGCAACATC-3'
RAMP2	5'-CTCAGCCTCTTCCCACCAC-3'	5'-TCCAGCAAAATTGGACAGC-3'
RAMP3	5'-AAGGTGGACGTCTGGAAGTG-3'	5'-GTAGCAGCCCACGACATTG3'-

Pour le GR et la 11βHSD-1, la quantité d'ARNm a été déterminée des courbes standard résultées en duplicate, utilisant des dilutions sériées d'ARNm transcrites *in vitro* de cDNAs (correspondant aux bases 1030 de l'exon 2-, 90 de l'exon 4 (GR total), 135 de l'exon 1A3-, 1 de l'exon1B-, 147 de l'exon 1C-, 148 de l'exon 2 de l'ARNm du GR humain, ou les bases 27 de l'exon 3-, 104 de l'exon 5 et de l'ARNm du 11β-HSD-1 humain) et mises ensuite en PCR et transcrites comme présenté ci-dessus et normalisées avec les valeurs de l'ARNm ribosomal 18S. Parce que les expériences préliminaires montrent que la transcription de l'exon 1A1- et 1A2- en TA humain n'a pas été possible, dans nos conditions de travail, les deux exons n'ont plus été quantifiés dans le TAE biopsié.

Tableau 14. Séquence nucléotidique des primers utilisés dans la qRT-PCR de la 11β-HSD-1, GR et des promoteurs GR.

ARNm	Endroit d'éppissage	Primer sens	Primer anti-sens
GR	exon 1A3-2	GCCTGGCTCC-TTTCCTCCAA	CAGGAGTTAATGA-TTCTTTGGAGTCC
	exon 1B-2	CCAGATGAT-GCGGTGGTG	TTCTTTGGAGT-CCATCAGTGAAT
	exon 1C-2	CCTTCTGCGT-TCACAAGCTA	TTCTTTGGAGT-CCATCAGTGAAT
	exon 2-4	GAAGCTTCAGG-ATGTCATTATGG	CAATCATTCC-TTCCAGCACA
11β-HSD-1	exon 4-5	CAATGGAAGC-ATTGTTGTCG	GAAGAACCCA-TCCAAAGCAA

II.3.7. Analyse statistique

Toutes les données ont été analysées utilisant le logiciel Statview. Les paramètres ont été analysés ayant recours au test t Student. Le test Mann-Whitney U a été utilisé pour comparer l'expression de l'ARNm entre les patients coronariens et les patients non coronariens, tandis que le test Wilcoxon a servi à la comparaison de l'expression ARNm dans le TA sous-cutané et dans le TAE. Le test Kolmogorov-Smirnov a été utilisé pour comparer la surface adipocytaire, chez les patients coronariens et chez les non coronariens dans le TAE par rapport au TA sous-cutané.

II.4. Résultats

II.4.1. Caractéristiques anthropométriques et cliniques des patients

Notre étude a pris en considération 32 patients, 11 femmes et 21 hommes, avec l'âge moyen de $55,6 \pm 2,2$ ans (de 36 à 72 ans) et l'IMC moyen de $27,2 \pm 1,2$ (21,5 – 35,3). Nous avons reparti les patients en deux groupes selon leur statut coronarien: le groupe Coro constitué de 18 patients coronariens (12 hommes et 6 femmes, avec l'âge entre 45 et 72 ans) soumis à une intervention chirurgicale (by-pass aorto-coronarien) et le groupe de patients sans coronaropathie constitué de 14 patients (9 hommes et 5 femmes, avec l'âge entre 36 et 67 ans) qui ont été opérés à cause des valvulopathies cardiaques ou du myxome atrial. Au niveau coronarien, tous les patients ont été évalués par coronarographie. Les caractéristiques anthropométriques et cliniques, de même que le traitement des patients sont présentées dans les Tableaux 15 et 16. Dans le Tableau 15 on observe que les deux groupes sont homogènes, ayant des paramètres cliniques et paracliniques sans différences significatives du point de vue statistique. L'IMC moyen dans les deux groupes rentre dans les valeurs correspondant au surpoids.

II.4.2. Analyse morphologique et histochimique du TAE

Les lames de tissu, colorées avec de la phloxine sont montées avec une lamelle en verre. Nous avons effectué des photographies des champs microscopiques ($0,75$ mm^2), prises de manière aléatoire au microscope électronique pour chaque patient (10 photographies/patient pour le TAE et 10 photographies/patient pour le TA sous-cutanée). La Figure 27 montre un exemple de champ microscopique avec les adipocytes du TAE.

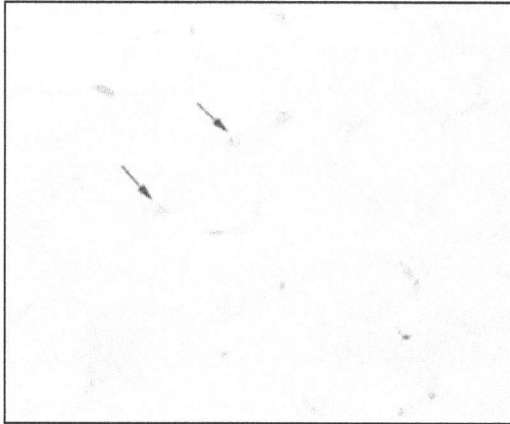

Figure 27. Image histologique du TAE à 40x – Coloration avec phloxine. On observe de petites cellules avec une vacuole lipidique à l'intérieur, qui représentent un phénotype pré-adipocytaire (fléchettes marron).

L'évaluation des dimensions adipocytaires a été réalisée par la mesure de la surface des adipocytes utilisant le logiciel Image J. Sur chaque photo prise nous avons entouré indivi-duellement chaque adipocyte, pour réaliser ensuite une moyenne des valeurs par patient et par type de tissu (TAE ou TA sous-cutané). L'analyse statistique a été réalise à l'aide du logiciel Statview™ 5.0. La valeur de la probabilité inférieure à 5% a été considérée significative du point de vue statistique. On observe que cette moyenne est plus élevée dans le TA sous-cutané et dans le TAE des patients coronariens que chez les patients non coronariens (23310 ± 1260 *versus* 19540 ± 1420 µm^2). Les résultats sont présentés dans le Tableau 17.

Tableau 15. Composition corporelle et paramètres biologiques chez les patients coronariens et non coronariens. Les données sont présentés comme valeur moyenne ± ES.

	Non coronariens (n = 14)	Coronariens (n = 18)	P (test t Student)
IMC (kg/m^2)	27,4 ± 4,9	28,5 ± 3,2	0,498
T taille (cm)	98,4 ± 13,2	101,9 ± 7,7	0,395
Rapport taille/hanche	0,96 ± 0,10	1,00 ± 0,05	0,157
Pression artérielle systolique (mm Hg)	127 ± 25	138 ± 14	0,158
Pression artérielle diastolique (mm Hg)	72 ± 14	78 ± 13	0,218
Glycémie à jeun (mg/dl)	99 ± 10	105 ± 28	0,538
Insulinémie à jeun (mUI/L)	9,3 ± 5,3	10,7 ± 6,6	0,538
Cholestérol (mmol/L)	4,8 ± 1,3	4,9 ± 1,2	0,855
HDL cholestérol (mmol/L)	1,20 ± 0,26	1,13 ± 0,30	0,544

Triglycérides (mmol/L)	1,65 ± 0,61	1,69 ± 1,07	0,924
Lipoprotéine (a) (g/l)	0,14 ± 0,02	0,19 ± 0,03	0,657
PCR (mg/l)	62 ± 16	106 ± 20	0,233
Cortisol (ng/ml)	214 ± 9	229 ± 22	0,565
Acide urique (µmol/l)	265 ± 29	290 ± 17	0,675

Tableau 16. Caractéristiques cliniques des patients.

	Non coronariens (n = 14)	Coronariens (n = 18)
Facteurs de risque		
Dislipidémie	3	12
Diabète	5	2
Hypertension	7	11
Consommation de tabac	2	6
Antécédentes familiales de coronaropathie	3	12
Médicaments		
Aspirine	8	10
Nitrodérivés	0	14
Diurétiques	7	8
IEC/sartans	4	8

β-bloquantes	1	10
Bloquantes des chaînes de calcium	3	5
Antidiabétiques oraux	1	2
Hypolipémiantes	2	8
Coronaropathie		
1-vaisseau avec sténose	0	4
2- vaisseaux avec sténose	0	3
3- vaisseaux avec sténose	0	11
Indication de traitement chirurgical		
Angine d'effort	0	7
Angine instable	0	9
IMA	0	2

Pour l'analyse entre groupes, coronarien *versus* non coronarien et TAE *versus* TA sous-cutanée, nous avons utilisé un test de type Kolmogorov-Smirnov. Nous avons trouvé que la surface adipocytaire est beaucoup plus grande dans le TA sous-cutané par rapport au TAE dans le groupe de patients coronariens (p < 0,0001) et que la surface adipocytaire est beaucoup plus grande chez les patients coronariens par rapport aux patients sans coronaropathie au niveau du TAE (p < 0,0001), mais aussi au niveau du TA sous-cutané (p < 0,0001).

Les adipocytes du TA viscéral sont plus petites que celles retrouvées dans le TA sous-cutané chez les sujets obèses, car elles accumulent moins de TGL. On sait que le TA viscéral présente une accélération de la lipolyse, étant très sensible aux effets lipolytiques des catécholamines, parce qu'il est plus riche en récepteurs β-adrénergiques que le tissu sous-cutanée et plus résistent à l'effet antilipolytique de l'insuline. Dans ce contexte nous aurions attendu que les adipocytes du TAE, qui est un tissu adipeux viscéral, soient plus petites que celles du TA sous-cutané. Les résultats de cette étude montrent que la taille des adipocytes est en effet plus réduite dans le TAE que dans le TA sc, mais cette affirmation est valable uniquement pour les patients coronariens. Nous avons obtenu le contraire chez les patients sans coronaropathie, l'explication étant probablement liée aux conditions locales d'hypoxie qui stimulent la synthèse de quelques hormones (cortisol) ou des adipokines inflammatoires qui favorisent l'accumulation de TGL.

Tableau 17. Valeur moyenne ± ES de la surface adipocytaire (μm^2 x 10^{-3}) évaluée sur des biopsies de TAE et de TA sous-cutané prélevées chez les patients coronariens et non coronariens (*, $p < 0,0001$ TAE *vs.* TA sous-cutané §, $p < 0,0001$ coronarien *vs.* non coronarien).

	NCoro	Coro
TA sous-cutanée	$17,79 \pm 1,45$	$27,63 \pm 2,44$*
TAE	$19,68 \pm 1,54$§	$23,31 \pm 1,26$*§

Tableau 18. Valeur moyenne ± ES du nombre de cellules avec phénotype pré-adipocytaire (cellules/mm^2) évaluée sur des biopsies de TAE et de TA sous-cutané prélevées chez les patients coronariens et non coronariens (*,test Mann-Whitney p = 0,02 coronarien *vs.* non coronarien §, test Mann-Whitney p = 0,0004 TAE *vs.* TA sous-cutané).

	NCoro	Coro
TA sous-cutané	7,5 ± 1,0	6,9 ± 1,6§
TAE	11,3 ± 2,8*	20,8 ± 3,0*§

Nous avons évalué la densité des pré-adipocytes en cours de différenciation par numération des cellules avec vacuole lipidique à l'intérieur sur 5 champs photographiés de manière aléatoire pour chaque patient (Figure 27). Le résultat est exprimé en valeur moyenne± ES dans le Tableau 18.

Les valeurs obtenues sont comparables dans le TA sous-cutané et le TAE chez les patients sans coronaropathie (7,5 ± 1,0 *versus* 11,3 ± 2,8 cellules/mm^2, test Mann-Whitney p = 0,48). De même, il n'y a pas de différence significative entre le nombre de pré-adipocytes du TA sous-cutané des patients sans coronaropathie et des patients avec coronaropathie (7,5 ± 1,0 versus 6,9 ± 1,6 cellules/mm^2, test Mann-Whitney p = 0,156).

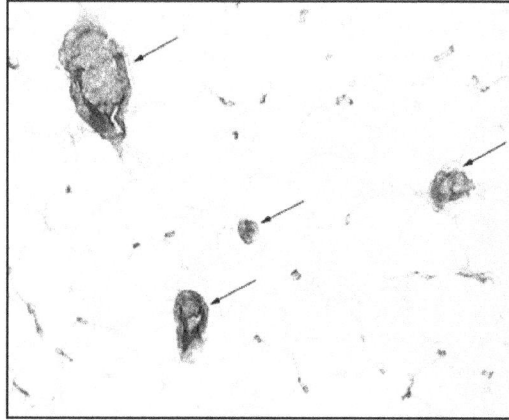

Figure 28. Image d'immunohistochimie du TAE avec mise en évidence du marquage immunohistochimique au niveau des parois vasculaires (fléchettes noires) utilisant des anticorps anti-facteur Von Willebrand.

En revanche, le nombre de pré-adipocytes dans le TAE obtenu chez les patients coronariens est beaucoup plus élevé (20,8 ± 3,0 cellules/mm^2) tant en comparaison avec le TAE des patients non coronariens (test test Mann-Whitney p = 0,0207) qu'en comparaison avec le TA sous-cutané des patients avec maladie coronaire (test Mann-Whitney p = 0,0004).

Nous avons réalisé une expérience immunohistochimique pour le facteur Von Willebrand qui est un marqueur important des vaisseaux sanguines, selon le protocole déjà présenté. Le marquage immunohistochimique apparaît coloré en marron-roux (Figure 28). Comme décrit antérieurement, la quantification du marquage vW a été réalisée par la numérotation des vaisseaux marqués par immunoréaction. On a analysé de façon aléatoire 5 champs (ayant 0,7 mm^2/champ) à une augmentation 10x et 10 champs à une augmentation de 40x.

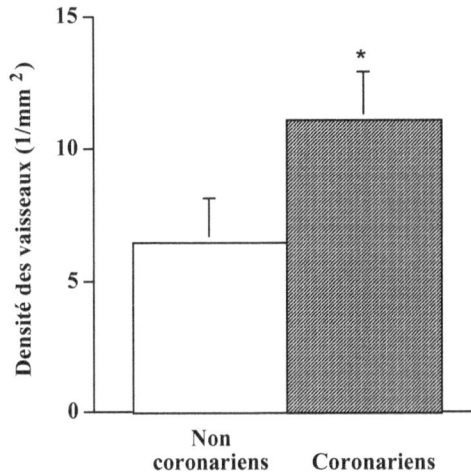

Figure 29. La densité des vaisseaux dans le TAE est beaucoup plus élevée chez les coronariens par rapport aux patients sans coronaropathie.

Nous avons trouvé une importante augmentation du nombre des vaisseaux marqués dans le TAE chez les patients coronariens (test t Student p = 0,01) par rapport aux patients sans coronaropathie. Ce résultat suggère une croissance de la vascularisation comme réponse aux conditions locales hypoxiques de l'ischémie myocardique chronique, probablement par la croissance des vaisseaux de néoformation. La représentation graphique de la densité des vaisseaux (1/mm^2) est illustrée dans la Figure 29.

II.4.2.1. Infiltration macrophagique

Pour la mise en évidence des macrophages dans le TAE, nous avons réalisé une expérience immunohistochimique pour laquelle nous avons utilisé 2 types d'anticorps HAM56 (Figure 30) et CD68 (Figures 31 et 32) tel que décrit dans le chapitre Méthode. Nous avons quantifié le signal immunohistochimique sur les lames avec tissu par numération des cellules marquées par champ, sur 5 champs microscopiques photographiés de manière aléatoire. Par une coloration spécifique des nucléés (avec acridine-orange) qui apparaît fluorescente au microscope optique avec diaphragme opaque, nous avons évalué le nombre de cellules par champ (par numération des nucléés par champ).

Tenant compte du fait que les macrophages appartiennent au stroma vasculaire inter-adipocytaire qui contient de nombreuses cellules (représentées par la majorité des nucléés dénombrés, les adipocytes étant beaucoup moins nombreuses que les cellules stromales), nous avons normalisé le nombre de MF en rapportant le nombre de cellules marquées (MF) au nombre de nucléés par champ. Nous avons réalisé la quantification du marquage uniquement pour l'anticorps HAM56, celui-ci étant spécifique pour les macrophages matures.

Le Tableau 19 présente les valeurs moyennes ± ES du nombre de macrophages (cellules marquées avec HAM56) et les valeurs du rapport entre le nombre de macrophages et le nombre total de nucléés par champs microscopique. On observe une augmentation significative de point de vue statistique on observe aussi bien du nombre de cellules marquées que du rapport MF / nucléés, dans le TAE en comparaison avec le TA sous-cutané. L'évaluation a été faite sur le groupe de patients dans son ensemble, utilisant le test t Student. On observe une augmentation significative du nombre de nucléés et donc des cellules par champ dans le TAE par rapport au TA sous-cutané, probablement par une infiltration cellulaire stromale (incluant les MF).

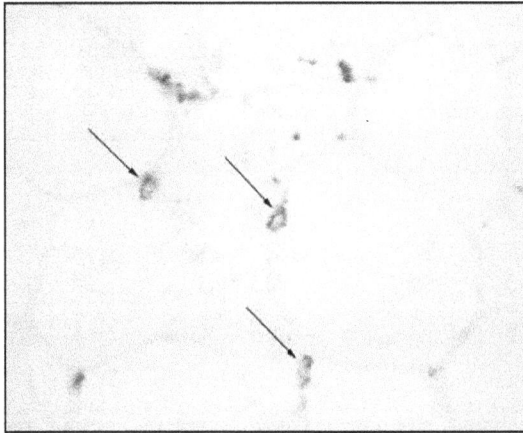

Figure 30. Image immunohistochimique des macrophages (60X, marquage avec HAM 56) au niveau du TAE, chez un patient coronarien. Le marquage est coloré en marron- roux et on observe sa disposition au niveau de la membrane cellulaire.

Les valeurs moyennes ± ES du rapport nombre de macrophage supra nombre total de nucléés par champ microscopique dans le TA sous-cutané et épicardique pour le groupe de patients coronariens (Coro) et non coronariens (NCoro) sont présentées dans le Tableau 20.

Tableau 19. Présentation des valeurs moyennes ± ES du nombre de macrophages (cellules marquées avec HAM56) et du rapport entre le nombre de macrophages et le nombre total de nucléés par champ microscopique.

	TA sous-cutané	TAE	p (t-Student)
Macrophage par champ microscopique	2,2 ± 0,5	6,3 ± 1	< 0,0001
Nucléés par champ microscopique	26,6 ± 1,9	35,3 ± 3,9	< 0,0005
Rapport Macrophages/ Nucléés	8,2% ± 1,6	18,1% ± 1,8	0,049

Tableau 20. Les valeurs moyennes ± ES du rapport nombre de macrophages / nombre total de nucléés par champ microscopique dans le TA sous-cutané et épicardique pour le groupe de patients coronariens et non coronariens.

	No.	TA sous-cutané	TAE
NCoro	14	10,5% ± 2,7	14,6% ± 3
Coro	18	6,4% ± 2	21,1% ± 2,1

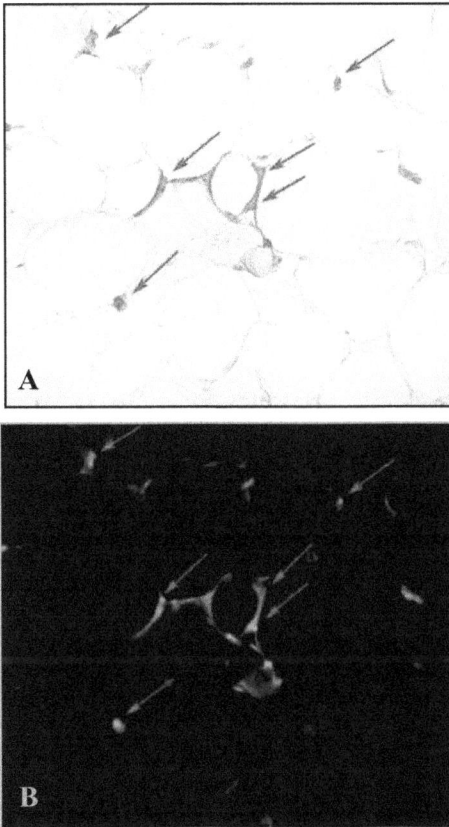

Figure 31. A. Image immunohistochimique des macrophages (40x, marquage avec CD68) au niveau du TAE, chez un patient coronarien. Le marquage est fait en marron (fléchettes rouges). On observe une tendance de groupement des cellules marquées autour d'un adipocyte, qui ressemble au groupement "en couronne" rencontré dans l'obésité massive. **B**. Même champ microscopique – coloration avec acridine-orange des nucléés (fléchettes rouges).

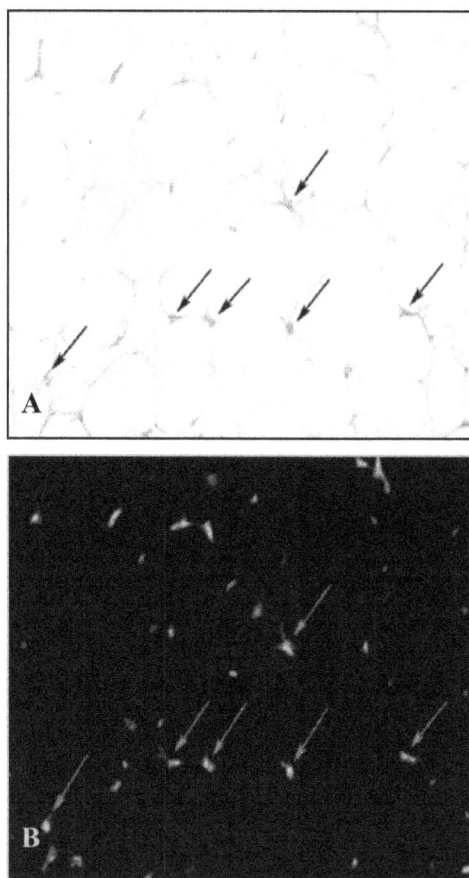

Figura 32. A. Image immunohistochimique des macrophage (40x, marquage avec CD68) au niveau du TA sous-cutané, chez un patient coronarien. Le marquage est rond, de couleur marron (fléchettes noires). Les cellules marquées ne sont pas groupées autour d'un adipocyte. **B.** Le même champ microscopique – coloration avec acridine-orange des nucléés (fléchettes rouges).

Nous nous sommes proposées de vérifier si des différences significatives existent entre les 4 valeurs de ce tableau. À cet effet, nous avons réalisé une analyse de type ANOVA, obtenant un résultat statistiquement significatif (p = 0,0003), suivie par une analyse comparative multiple de type Bonferoni (Tableau 21). Comme illustré dans le Tableau 21, nous avons trouvé une différence significative seulement entre le TAsc et le TAE chez les patients coronariens, non pas chez les patients sans coronaropathie. L'élévation importante des macrophages dans le TAE chez les coronariens pourrait avoir des effets négatifs locaux par une potentielle croissance de la synthèse locale d'adipokines avec effet pro-inflammatoire.

Tableau 21. L'analyse comparative multiple Bonferoni des 4 groupes montre une différence significative du point de vue statistique du rapport MF/nucléés entre les groupes.

Analyse comparative multiple Bonferoni	
NCoro-TAsc *versus* NCoro-TAE	p > 0,05
NCoro-TAsc *versus* Coro- TAsc	p > 0,05
NCoro-TAsc *versus* Coro-TAE	p > 0,05
NCoro-TAE *versus* Coro-TAsc	p > 0,05
NCoro-TAE *versus* Coro-TAE	p > 0,05
Coro-TAsc *versus* Coro-TAE	**p < 0,001**

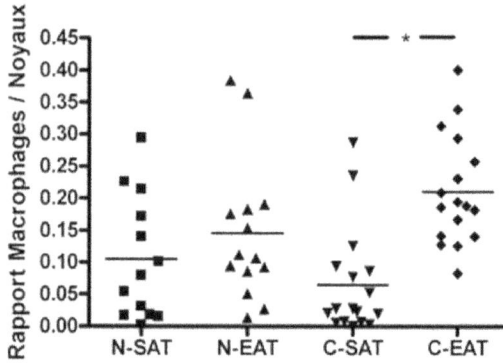

Figure 33. Représentation graphique des valeurs du rapport entre le nombre de macrophages /nucléés par champ microscopique dans le TA sc et le TAE selon le statut coronarien; * importante différence statistique entre TA sc et le TAE dans le groupe de coronariens.

La représentation graphique des valeurs du rapport entre le nombre de macrophages et le nombre total de nucléés par champ microscopique dans les deux
tissus sous-cutané et épicardique pour le groupe de patients coronariens et non coronariens est illustrée dans la Figure 33. On observe qu'il existe une importante différence statistique uniquement entre le TA sc et le TAE chez les coronariens.

II.4.2.2. Discussions

Les macrophages ont été mis en évidence au niveau de tous les tissus de l'organisme. Dans le tissu adipeux, les macrophages sont présentes au niveau de la fraction stromale, à côté d'autres cellules comme: préadipocytes, fibroblastes, cellules endothéliales, leucocytes. Ils proviennent des monocytes plasmatiques pro-inflammatoires. En obésité, il existe une infiltration macrophagique importante plus évidente dans le TA viscéral que dans le TA sous-cutané, responsable de la synthèse à ce niveau des adipokines pro-inflammatoires. Dans cette étude, en utilisant deux types d'anticorps (le CD68 - marqueur de l'activité phagocytaire et un anticorps spécifique pour les MF matures, HAM56) nous avons mis en évidence la présence des macrophages au niveau du TAE. Comme on peut l'observer des photographies présentées, nous n'avons pas trouvé de disposition particulière des macrophages, comme la disposition en couronne, autour d'un adipocyte, décrite dans le TA viscéral chez les obèses. Nous avons trouvé une seule image suggestive et uniquement chez un patient coronarien; cette image est présentée dans la Figure 31 (marquage immunohistochimique utilisant des anticorps CD68). Une explication possible consisterait dans le fait que les patients inclus dans cette étude ont une surcharge pondérale, mais ils n'ont pas d'obésité massive, ce qui est le cas des patients avec infiltration MF (et avec leur disposition en couronne). Nous avons réalisé un rapport entre les macrophages et le nombre de nucléés par champ. Ceci était nécessaire pour normaliser le nombre de MF par rapport au nombre total de cellules (les adipocytes sont volumineuses, mais moins nombreuses par rapport aux cellules stromales qui sont extrêmement nombreuses, mais qui ont des dimensions très réduites).

Il y a des études qui montrent que le degré d'infiltration macrophagique représente un nouvel élément spécifique de tissu, en plus des propriétés métaboliques distinctes, expression génique, des fonctions sécrétoires ou hormonales spécifiques, des différents dépôts de TA blanc, avec des localisations diverses dans l'organisme (248). Prenant en considération tout le lot de patients, sans tenir compte du statut coronarien, nous avons obtenu une importante augmentation statistique du nombre de MF dans le TAE par rapport au TA sous-cutané. Les résultats obtenus peuvent suggérer que cette augmentation des MF est une caractéristique spécifique au tissu adipeux épicardique par rapport à d'autres localisations du TA. En revanche, dans le TAE des patients coronariens nous avons mis en évidence une importante augmentation des MF en comparaison avec le TA sc ce qui suggère que la présence en grand nombre des MF dans le TAE n'est pas une simple caractéristique de tissu, mais également le résultat d'autres facteurs locaux, dont le status coronarien (par exemple par des cytokines pro-inflammatoires et avec effet chémotactique, déjà existantes localement ou la présence de l'hypoxie locale). On sait qu'une fois activée, les macrophages produisent une large série de facteurs de croissance, cytokines pro-inflammatoires, chémokines et enzymes protéolytiques (85). De cette façon, l'augmentation du nombre de MF dans le TAE pourrait expliquer également les résultats d'autres études qui ont démontré que le TAE synthétise une quantité plus grande de IL-6, TNF, IL-1.

On sait que le nombre des macrophages est corrélé à l'insulinorésistance, TGP et γGT. Des observations récentes montrent que, dans l'obésité morbide, la sévérité de l'infiltration MF au niveau TA viscéral est corrélé au degré des lésions hépatiques fibro-inflammatoires (*nonalcoholic fatty liver disease-*

NAFLD). En revanche, il n'a pas été trouvé de corrélation entre ces paramètres et l'infiltration des MF au niveau sous-cutané (88). Il existe une corrélation entre le niveau plasmatique du TGL et du HDL-cholestérol et l'accumulation MF au niveau du TA viscéral (103). Dans notre étude, nous n'avons par trouvé de liaison entre les MF du TAE et les paramètres cliniques et biologiques du syndrome métabolique (IMC, glycémie, insulinémie, cholestérol, TGL, AGL, CRP, cortisolémie, acide urique, TAS, TAD). Nous n'avons par trouvé de corrélation ni entre les MF du TAE et le TGO ou le TGP dans le lot global de patients, ni dans les deux groupes crées en fonction de la présence ou de l'absence de la coronaropathie. En revanche, il existe une corrélation entre les MF du TA sous-cutané et le TGO et le TGP dans le lot global de patients, mais qui ne reste pas significative pour chaque groupe pris séparément.

Des observations récentes affirment l'existence d'un statut hypoxique au niveau du TA dans l'obésité et soutiennent que le marqueur de l'hypoxie tissulaire, *hypoxiainducible factor*-1α (HIF-1α) est élevé dans le TA chez les obèses (97,98). Un des facteurs essentiels qui contribuent à la mobilisation des MF au niveau tissulaire semble être l'hypoxie locale (98). Des études réalisées au niveau tumoral ainsi qu'au niveau de la plaque d'athérome ont confirmé et ont souligné l'importance de la contribution de l'hypoxie cellulaire et tissulaire pour attirer et retenir les MF (99). Dans notre présente étude, réalisée sur le TAE (un tissu exposé à l'hypoxie chez les patients coronariens parce que le TAE et le myocarde ont la même vascularisation) nous avons trouvé une importante augmentation des MF dans le groupe de patients coronariens en comparaison avec les patients sans coronaropathie au niveau TAE. Dans ce contexte, l'hypoxie est certainement un des principaux facteurs qui expliquent ces résultats.

Il y a des études qui montrent que les MF modulent le développement du tissu adipeux par un mécanisme paracrine. Les produits de sécrétion des MF inhibent l'accumulation de lipide en adipocyte, avec réduction de l'expression génique des marqueurs adipo-génétiques et lipo génétiques, inhibant profondément la différenciation pré-adipocytaire, mais avec préservation de la capacité de stimulation de la prolifération pré-adipocitare. Cette réduction de la différenciation semble être une manière de limitation de l'expansion adipocytaire (102). À partir de ces données, la croissance de l'infiltration des MF au niveau du TAE pourrait avoir un effet bénéfique lié à la limitation du développement local de ce tissu qui - implicitement - a des effets positifs au niveau coronarien et myocardique (par la réduction quantitative des adipokines pro-inflammatoires). En conclusion, les MF sont également présentes dans le TAE, dans une proportion plus importante que dans le TA sous-cutané. Ils sont plus nombreux dans le TAE par rapport au TA sous-cutané dans le groupe des patients coronariens.

II.4.3. L'adrénomédulline et ses récepteurs

II.4.3.1. Analyse immunohistochimique et la qRT-PCR de l'AM

Afin d'évaluer cette adipokine dans le TAE nous avons réalisé une étude immunohistochimique de la protéine AM (et de ses récepteurs), ainsi que l'analyse de l'ARNm de l'AM effectuée par RT-PCR. Le matériel et la méthode de travail, de même que ses particularités liées à l'AM ont été décrits ci-dessus. L'évaluation des résultats de l'expérience immunohistochimique a été faite par analyse – au microscope optique – de la présence du marquage immunohistochimique qui confirme la présence de la protéine AM et de ses récepteurs et la caractérisation de la distribution du signal au niveau des compartiments tissulaires, stromal ou adipocytaire.

La Figure 34 représente une image de l'analyse immunohistochimique de l'AM, CRLR et RAMP 2 et 3 dans le TAE prélevé chez un patient non coronarien. On observe la présence du marquage AM au niveau des vaisseaux de sang et dans les zones stromales (A), de même que dans le stroma interadipocytaire (B), tandis que les adipocytes matures ne sont pas marquées. Les protéines CRLR, RAMP 2 et RAMP 3 ont été exprimées dans les parois des vaisseaux (Figure 35 D, E, F) et dans le stroma interadipocytaire (Figure 35 G, H, I). La localisation du marquage a été similaire dans le TAE chez les patients coronariens en comparaison avec les patients non coronariens (Figure 36 L, K). Le contrôle de l'expérience a été obtenu par incubation sans anticorps primaires et il met en évidence l'absence du signal, ce qui démontre la spécificité du sérum utilisé et du procède immunohistochimique auquel on a eu recours (Figure 34 C).

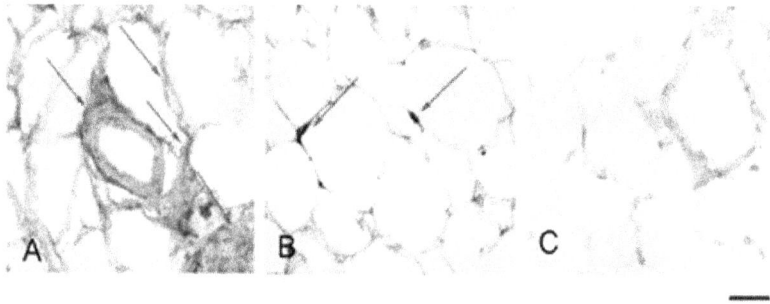

Figure 34. Analyse immunohistochimique de l'AM dans le TAE chez un patient non coronarien: présence du marquage AM au niveau des vaisseaux de sang et dans les zones stromales (A, fléchettes rouges) et dans le stroma interadipocytaire (B, fléchettes rouges) tandis que les adipocytes matures ne sont pas marquées. Le contrôle a été obtenu sans incubation avec l'anticorps primaire (C).

L'analyse immunohistochimique de l'AM dans le TAE des patients coronariens met en évidence une augmentation du marquage dans les parois vasculaires (Figure 36 N) et une augmentation de la densité des cellules AM positives dans le stroma interadipocytaire (Figure 36 L).

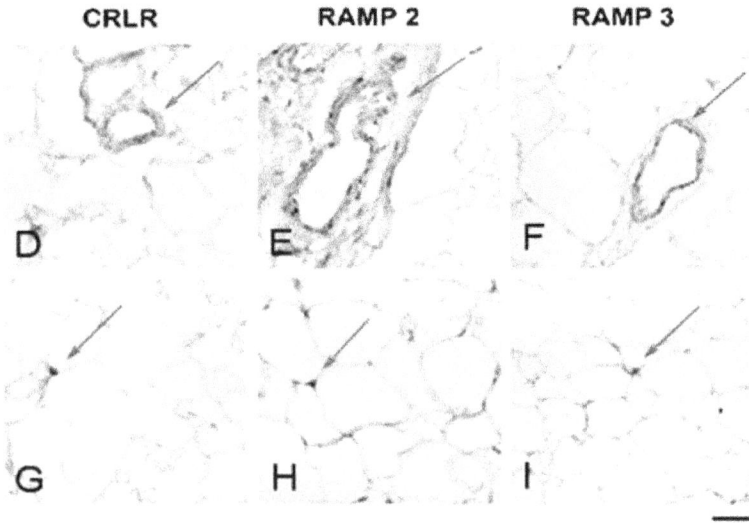

Figure 35. Analyse immunohistochimique du CRLR, CRLR et RAMP 2 et 3 dans le TAE chez un patient non coronarien: présence du marquage au niveau des vaisseaux de sang (D, E, F) et dans le stroma interadipociyaire (G, H, I).

Dans le TAE des patients coronariens nous avons observé une croissance du nombre de cellules stromales interadipocytaires avec marquage immunohistochimique positif pour AM, qui présente une vacuole ronde centrale, lipidique, qui suggère un phénotype cellulaire pré-adipocitaire (Figure 36 L). La question qui se pose est de savoir quelle pourrait être la source d'AM au niveau du TAE. Nous avons vérifié si l'AM pourrait être synthétisée par les macrophages. À cet effet, nous avons réalisé un double marquage immunohistochimique fluorescent pour l'AM et le CD68. Les lames ont été étudiées au microscope confocal; une des images suggestives est présentée dans la Figure 37. L'analyse confocale montre une co-localisation du signal immunohistochimique de l'AM et du CD68 au niveau de quelques cellules grandes situées dans le stroma interadipocytaire, qui sont très probablement macrophages.

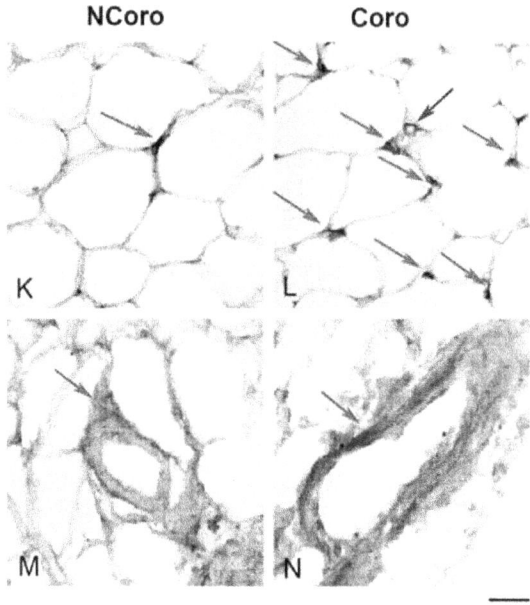

Figure 36. La localisation du marquage AM a été similaire dans le TAE chez les patients coronariens (L, N) en comparaison avec les patients non coronariens (K, M), à savoir dans les parois des vaisseaux et dans le stroma interadipocytaire.

L'évaluation de l'AM au niveau du TAE et du TA sous-cutané a été réalisée par une technique de RT-PCR. Si l'étude prend en considération le lot global de patients, l'expression de l'ARNm de l'AM (obtenue par RT-PCR normalisée avec 18s, exprimée en fg/tube ou équivalent pg/μg ARNm total) est comparable au niveau du TAE par rapport au TA sous-cutané (valeurs moyennes ± ES = 20,9 ± 3,7 *versus* 20,0 ± 3,7 fg/tube). Les sujets ont été ensuite repartis dans les deux groupes coronarien (Coro) ou sans coronaropathie (Ncoro); le tableau ci-après présente les

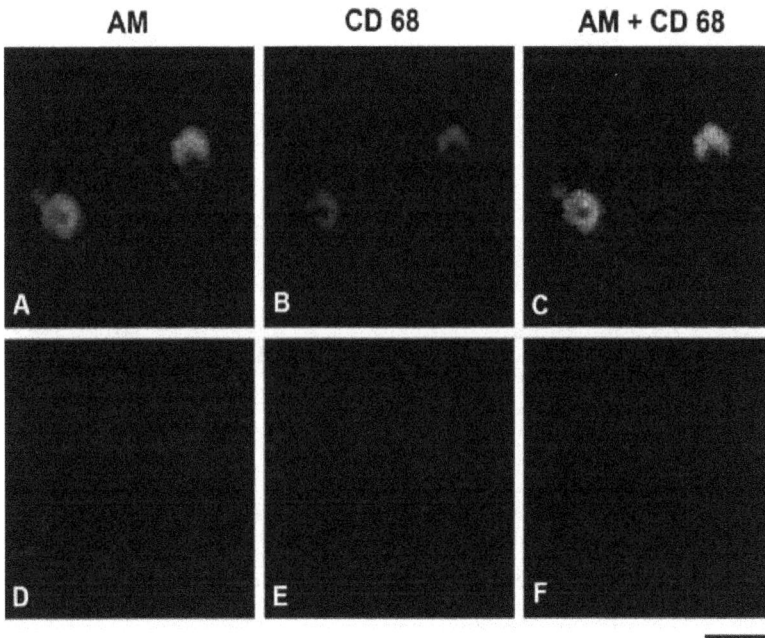

Figure 37. Analyse confocale qui montre une co-localisation du marquage positif pour l'AM et du CD68.

valeurs moyennes de l'ARNm de l'AM, correspondant à chaque tissu (TAE et TA sous-cutané) et à chaque groupe distinct. L'analyse des données a été réalisée à l'aide du logiciel Statview. Nous avons vérifié s'il existe une différence d'expression de l'AM dans le TA sous-cutané entre les deux groupes de patients. À cet effet, nous avons appliqué un test non paramétrique de type Mann-Whitney U, qui a démontré qu'entre les deux groupes existe une importante différence d'expression statistique tant pour le TA sous-cutané ($p = 0{,}04$), que pour le TAE ($p = 0{,}03$) (Tableau 22).

Tableau 22. Valeurs moyennes± ES (fg/tube) de l'expression de l'ARNm de l'AM au niveau du TAE et du TA sc chez les patients avec et sans coronaropathie.

	NCoro	Coro	p (test Mann-Whitney U)
TA sous-cutanée	9,43 ± 2,5§	27,8 ± 5,4§	* p = 0,03
TAE	14,61 ± 3,6*	28,9 ± 5,6*	§ p = 0,04

Utilisant un test de type Wilcoxon, nous avons comparé l'expression de l'ARNm de l'AM entre le TAE et le TA sous-cutané dans le groupe de patients sans coronaropathie; la différence que nous avons trouvée n'est pas statistiquement significative ($p = 0{,}18$). Dans le groupe de patients coronariens nous n'avons pas trouvé de différence significative de l'expression de l'AM entre le TAE et le TA sous-cutané utilisant le même test ($p = 0{,}77$).

L'expression graphique de ces résultats est présentée dans la Figure 38. L'expression de l'ARNm de l'AM ne diffère pas entre le TAE et le TA sous-cutané des patients non coronariens, mais elle augmente de manière significative et comparable dans le TAE et le TA sous-cutané des patients coronariens.

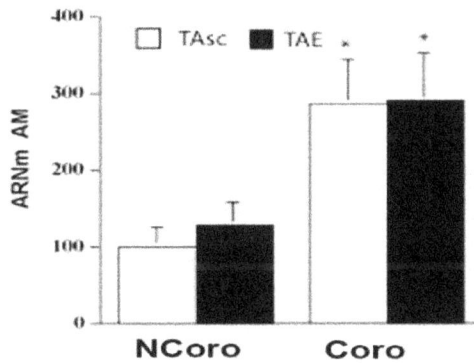

Figure 38. Représentation graphique de l'analyse de l'ARNm de l'AM dans le TAE et le TA sous-cutané chez les patients avec ou sans coronaropathie. Le résultat est présenté comme pourcentage par rapport à la valeur obtenue dans le TA sous-cutané chez les Ncoro.

Tableau 23. Valeurs moyennes ± ES de l'expression de l'ARNm al CRLR (fg/ tube) au niveau du TAE et du TA sc chez les patients avec et sans coronaropathie.

	NCoro	Coro	p (test Mann-Whitney U)
TA sous-cutanée	3,6 ±1,3 §	4,3 ± 0,7§	* p = 0,35
TAE	1,31 ± 0,27 *	1,8 ± 0,2*	§ p = 0,23

L'évaluation CRLR, RAMP2 et RAMP3 au niveau du TAE et du TA sous-cutané a été réalisée par une technique de RT-PCR. Si l'étude prend en considération le lot global de patients, l'expression de l'ARNm du CRLR (obtenu par RT-PCR normalisée avec 18s, exprimée en fg/ tube ou équivalent pg/μg ARNm total) est moindre au niveau du TAE par rapport au TA sous-cutané (valeurs moyennes ± ES = 1,62 ± 0,17 *versus* 4,02 ± 0,69 fg ⁄ tub).

Dan l'étape suivante, nous avons reparti les sujets dans les deux groupes coronarien (Coro) pu sans coronaropathie (Ncoro) ; le Tableau 23 présente les valeurs moyennes de l'ARNm du CRLR, correspondant à chaque tissu (TAE et TA sous-cutané) et à chaque groupe distinct. L'analyse des données a été réalisée à l'aide du logiciel Statview. Nous avons vérifié s'il existe une différence d'expression du CRLR dans le TA sous-cutané entre les deux groupes de patients. À cet effet, nous avons appliqué un test non paramétrique de type Mann-Whitney U qui a démontré qu'entre les deux groupes il y a une différence d'expression, mais qu'elle n'est pas statistiquement significative ni pour le TA sous-cutané (p = 0,23), ni pour le TAE (p = 0,35).

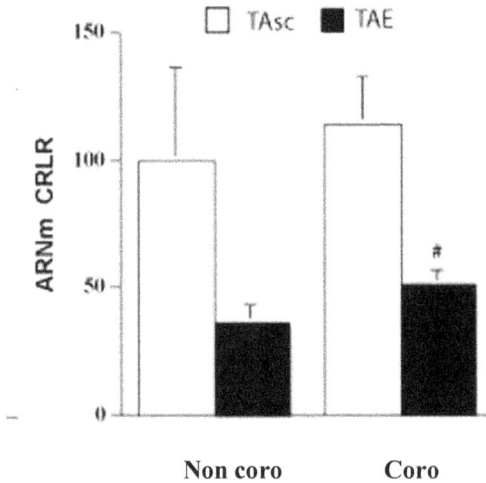

Figure 39. Analyse de l'ARNm du CRLR dans le TAE et le TA sous-cutané chez les patients avec et sans coronaropathie. Le résultat est présenté comme pourcentage par rapport aux valeurs obtenus dans le TA sous-cutané chez les Ncoro.

Utilisant un test de type Wilcoxon, nous avons comparé l'expression de l'ARNm du CRLR entre TAE et le TA sous-cutané dans le groupe de patients sans coronaropathie ; nous n'avons pas trouvé de différence statistiquement significative (p = 0,17). Dans le groupe de patients coronariens nous avons trouvé une différence significative de l'expression CRLR entre le TAE et le TA sous-cutané utilisant le même type de test (p = 0,0031).

L'expression graphique de l'analyse de l'ARNm du CRLR est présentée dans la Figure 39. Le niveau de l'ARNm du CRLR a été comparable dans le TA sous-cutané dans les deux groupes de patients avec et sans coronaropathie et réduit dans le TAE dans les deux groupes, indifféremment du statut coronarien.

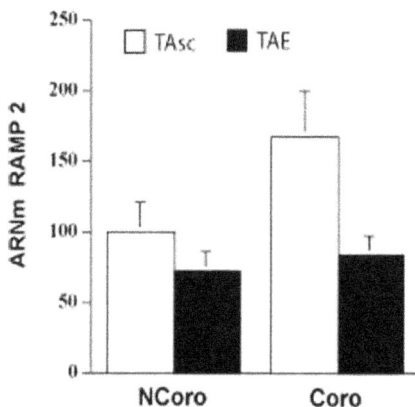

Figure 40. Analyse de l'ARNm du RAMP2 dans le TAE et le TA sous-cutané chez les patients avec et sans coronaropathie. Le résultat est présenté comme pourcentage par rapport à la valeur obtenue dans le TA sc chez les Ncoro.

L'expression de l'ARNm du RAMP2 et 3 a été étudiée de la même manière que l'analyse CRLR. La représentation graphique de l'analyse de l'ARNm du RAMP2 est illustrée dans la Figure 40. L'expression de l'ARNm du RAMP2 dans le TA sous-cutané montre une tendance croissante chez les coronariens en comparaison avec les non coronariens, tandis que l'expression de l'ARNm du RAMP2 n'est pas influencée par le statut coronarien dans le TAE.

La représentation graphique de l'analyse de l'ARNm du RAMP3 est illustrée dans la Figure 41. L'expression de l'ARNm du RAMP3 est comparable dans le TA

sous-cutané et le TAE chez les patients non coronariens et elle est élevée dans le TA chez les patients coronariens. La différence est significative uniquement pour les biopsies de TA sous-cutané.

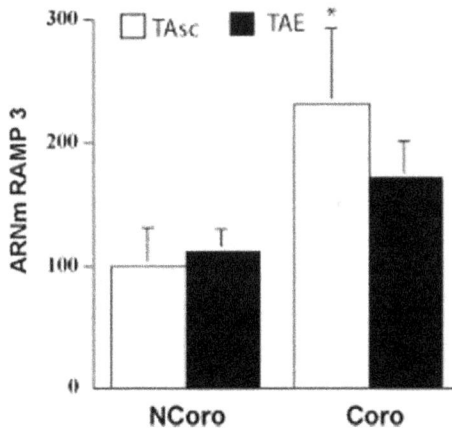

Figure 41. L'analyse de l'ARNm du RAMP3 dans le TAE et le TA sous-cutané chez les patients avec et sans coronaropathie. Le résultat est présenté comme pourcentage par rapport à la valeur obtenue dans le TA sous-cutané chez les Ncoro.

Il existe une corrélation positive entre l'AM et la 11β-HSD tant au niveau du TAE, qu'au niveau du TA sous-cutané. La relation entre l'AM et la 11-HSD a été évaluée avec un test de corrélation Spearman, ensuite avec un test Fisher (p < 0,0001). La représentation graphique de ce résultat est illustrée dans la Figure 42.

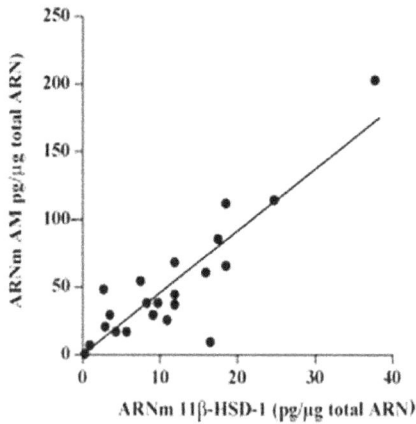

Figure 42. Corrélation entre l'expression de l'ARNm du AM et la 11β-HSD de type 1 au niveau du TAE.

II.4.3.2. Discussions

Puisque le TAE n'est pas séparé du myocarde par un fascia et il reçoit la même vascularisation que le myocarde, on a émis l'hypothèse que les molécules actives synthétisées par le TAE pourraient agir directement localement altérant ainsi l'homéostasie coronarienne. Chez les patients coronariens, on a mis en évidence au niveau de ce tissu des quantités élevées d'adipokines pro inflammatoires telles IL-1, IL-6, TNF, de même que des quantités réduites d'adipokines bénéfiques comme l'adiponectine (24).

Pendant un infarctus aigu du myocarde et dans la période qui suit immédiatement, augmente la synthèse et la sécrétion de multiples médiateurs endogènes, dont l'adrénomédulline (AM). L'AM est synthétisée dans différents tissus et cellules humaines, comme par exemple la surrénale, les reins, le myocarde, les cellules vasculaires endothéliales, de même que les cellules musculaires lisses vasculaires (109, 110, 111). Récemment on a montré que l'AM est également présente dans le tissu adipeux chez l'homme (113, 114, 115, 116) mais aussi chez les rongeurs (117, 118).

L'AM dispose d'importantes propriétés vasodilatatrices et antioxydantes et elle est une molécule puissante avec un important potentiel angiogénétique et anti-inflammatoire (111,113). Grâce à tous ces effets, l'AM exerce un rôle protecteur vasculaire et cardiaque. Récemment, des études expérimentales ont mis en évidence que l'AM est un facteur primordial dans la régulation de la tolérance à l'ischémie - réperfusion (119). L'AM agit par l'intermédiaire de quelques récepteurs avec sept domaines transmembranaires couplés à la protéine G (AM1 et AM2) qui associe CRLR (*calcitonin receptor-like receptor*) et des protéines spécifiques comme RAMP2 et RAMP 3 (*receptor activity-modifying proteins*). Le niveau plasmatique de l'AM est élevé chez les patients avec multiples maladies cardiaques, y compris hypertension, insuffisance cardiaque et rénale. Ces résultats montrent que l'AM joue un rôle dans le développement ou dans les conséquences qui suivent l'installation des maladies cardiovasculaires.

Les résultats de cette étude démontrent pour la première fois que l'AM et ses récepteurs sont exprimés dans le TAE. Nous avons trouvé que les protéines AM et CRLR, RAMP2 et RAMP3 existent dans la paroi vasculaire et dans le stroma TAE, observation qui est en concordance avec les découvertes antérieures de l'équipe de chercheurs de l'INSERM U626, Marseille portant sur l'AM dans le TA abdominal sous-cutané et viscéral.

Il existe quelques études qui ont montré que les macrophages qui dérivent des monocytes circulantes contiennent de l'ARNm pour l'AM et synthétisent de grandes quantités d'AM (249). Nos résultats montrent que le marquage obtenu par immunohistochimie pour l'AM et le CD68 est co-localisé dans quelques cellules du stroma interadipocytaire, suggérant que les macrophages qui infiltrent le TAE pourraient synthétiser l'AM.

Les études d'imunohistochimie suggèrent aussi que les pré-adipocytes qui font partie des cellules stromales pourraient être une source de synthèse de l'AM. Pour une démonstration plus claire et directe que les pré-adipocytes synthétisent l'AM, il serait nécessaire une étude qui démontre la synthèse ou la sécrétion d'AM pendant la différenciation *in vitro* des adipocytes. Pour des raisons d'étique et méthodologiques, nous n'avons pas pu prélever des quantités suffisantes de TAE pour réaliser la culture d'adipocytes. L'équipe de chercheurs de Marsseille a pu démontrer antérieurement sur des cultures de cellules provenant du TA sous-cutané que, pendant la différenciation préadipocytaire, la cinétique de la sécrétion d'AM est opposée à la leptine.

De même, Li et ses collaborateurs (250) ont montré que l'ARNm de l'AM est exprimé dans les lignes cellulaires pré-adipocitaires 3T3-L1 et il est absent dans les adipocytes matures. Le marquage immunoréactif de l'AM est retrouvé en quantité plus importante dans les pré-adipocytes par rapport aux pré-adipocytes en cours ou vers la fin de la différenciation en adipocytes. Tenant compte de toutes ces informations, nous pouvons affirmer que dans le TAE aussi, la fraction pré-adipocytaire stromale pourrait synthétiser l'AM.

Il y a des études, comme l'étude de Isumi et de ses collaborateurs (251) qui ont montré que l'AM peut agir comme un facteur prolifératif sur la ligne pré-adipocytaire Swiss 3T3. Dans cette étude, nous avons montré que les récepteurs AM sont présents eux aussi dans la stroma interadipocytaire du TAE, suggérant que l'AM pourrait agir localement directement et régler, par un mécanisme autocrine ou paracrine, la multiplication pré-adipocytaire.

Récemment on a démontré que le niveau ARNm de quelques adipokines comme la résistine, IL-6, MCP-1 ou TNF, évaluées dans le TA sous-cutané et dans le TAE, a été plus élevée à la fin de l'intervention chirurgicale par rapport à son début (239). Dans notre étude nous avons aussi trouvé que le niveau d'ARNm pour l'AM est augmenté chez les patients coronariens, tant dans le TAS que dans le TAE. Pour ce qui est l'interprétation de nos résultats, il est exclu que l'anesthésie ou le stress chirurgical soient intervenus dans l'augmentation des valeurs, parce que les biopsies ont été réalises en tout début de l'intervention, les premières 15-20 de minutes. Cependant, il y a quelques études qui montrent que, sur des cultures primaires de cardiomyocites réalisées chez les rats adultes, la stimulation de l'expression ARNm de l'AM exige une exposition à l'hypoxie de minimum 6 heures (252). Cette augmentation de l'AM chez les patients coronariens tant dans le TAE que dans le TAS peut être le résultat de l'augmentation du taux de transcription (252), ainsi que de l'augmentation de la stabilité de l'ARNm de l'AM (253), contribuant à l'augmentation du niveau plasmatique de l'AM, comme il a été déjà démontré chez les patients coronariens (254). Nous n'avons pas réalisé le dosage plasmatique de l'AM chez les coronariens faute de technique de laboratoire adéquate.

Dans une étude effectuée sur des patients avec infarctus du myocarde on a montré que le niveau plasmatique de l'AM est plus important dans l'aorte et le sinus coronarien que dans la circulation générale, ce qui suggère la synthèse de l'AM au niveau cardiaque ou du TAE. Parce qu'il n'existe pas de fascia entre le myocarde et le TAE et parce que la vascularisation est commune, toute injurie telle l'hypoxie chronique, pourrait induire une augmentation de l'AM dans le TAE, qui contribue à l'augmentation de l'AM au niveau des coronaires en cas d'ischémie -hypoxie. Dans ce sens, les résultats présentés suggèrent que l'AM provenant du TAE peut augmenter l'AM au niveau coronarien, dans des conditions d'hypoxie existante chez les patients coronariens.

Quelques études ont montré que l'AM peut être considérée comme ayant des effets tampon anti-hypertensifs, antioxydants et antiprolifératifs, effet dus à l'action de quelques médiateurs comme l'angiotensine II, l'endothéline-1 et l'aldostérone au niveau du myocarde. Se considère que l'AM a aussi effet anti-inflammatoire et angiogénétique, stimulant la formation de vaisseaux collatéraux (109, 110, 111). Prenant en compte tous ces effets positifs, nous pouvons suggérer que l'excès d'AM retrouvé au niveau du TAE chez les patients coronariens pourrait avoir un effet bénéfique, cardio-protecteur.

Dans cette étude, la surface moyenne adipocytaire était plus augmentée dans le TAE et le TAS chez le patients coronariens en comparaison avec les patients non coronariens. Il y a une étude qui montre que l'AM peut inhiber la lipolyse par l'oxydation médiée par le NO et l'effet agoniste β adrénergique (114). Ceci pourrait suggérer que la synthèse accrue d'AM chez les patients de notre lot pourrait représenter un des facteurs responsables de l'extension de la surface moyenne adipocytaire. La plupart des coronariens ont suivi un traitement avec des β bloquants (10/18 par rapport à 1/14 non coronariens), suggérant qu'un autre facteur qui contribue à l'extension de la surface adipocytaire pourrait être l'inhibition médicamenteuse de la lipolyse induite par les catécholamines (255). On a démontré d'ailleurs, que chez les patients avec insuffisance cardiaque, le traitement avec des β bloquantes augmente la masse grasse totale (256). Des études futures devront clarifier le rôle exact des β bloquantes sur le TAE.

En fait, les facteurs responsables de la stimulation de la synthèse d'AM dans le TAE chez les patients coronariens ne sont pas totalement connus. On a démontré que, en cultures primaires de cardiomyocytes de rat, l'augmentation de la transcription du gène AM pendant l'exposition à l'hypoxie est médiée principalement par le HIF-1 (*hypoxia-inducible factor-1*), qui possède des sites /locus consensus au niveau du promoteur AM (252). Parce que le gène humain de l'AM contient plusieurs sites consensus pour le HIF-1 et parce que le HIF-1 est augmenté comme réponse à l'ischémie myocardique (257), nous pourrions suggérer que le même facteur HIF-1 est stimule la synthèse d'AM au niveau du TAE, chez les patients coronariens de notre lot.

Les glucocorticoïdes sont des stimulateurs potentiels de la synthèse d'ARNm pour l'AM au niveau des cellules musculaires lisses des parois des vaisseaux coronariens (258). Dans une autre étude effectuée sur ce lot de patients, nous avons trouve que l'ARNm pour la 11 β hydroxystéroïde déshydrogénase de type 1 (11βHSD-1, enzyme de conversion responsable de

177

la conversion du cortisone inactif en cortisol actif) est augmenté dans le TAE des patients coronariens. Ceci peut suggérer qu'un hypercorticisme local réalisé de cette façon pourrait constituer un facteur stimulant de l'ARNm de l'AM dans le TAE.

Une série de médiateurs de l'inflammation peuvent jouer un rôle important pour l'AM. Nous avons montré qu'il existe une co-localisation du marquage immunologique pour l'AM et le CD68 (macrophages), suggérant que le TAE infiltré par des macrophages, comme mis en évidence par certaines études chez les patients coronariens, pourrait être source d'AM. Cette hypothèse est renforcée par les observations de Ishikawa et ses collaborateurs (259), qui démontrent que le marquage immunoréactif de l'AM est retrouvé dans les macrophages de la plaque coronarienne d'athérome, chez les patients avec angine stable et instable. De plus, on a établi que le TNF, dont la concentration plasmatique est associée de manière significative à la maladie coronarienne, est un puissant stimulateur de la sécrétion d'AM. Pour cette raison, le TNF pourrait être impliqué par un mécanisme paracrine dans la stimulation de l'AM dans le TAE et par un mécanisme endocrine dans la stimulation de l'AM dans le TAS chez les patients coronariens.

Un rôle important dans l'efficience locale et à distance de l'AM est joué par ses récepteurs. Chez les rats, on a démontré que si l'on induit un infarctus du myocarde, on obtient une augmentation du CRLR et du RAMP2 dans les cardiomyocytes avec une augmentation parallèle du lien d'AM et de l'activité adénylcyclase stimulée par l'AM (260). En revanche, nous avons trouvé que pour le RAMP2, l'expression de l'ARNm reste inchangé en rapport avec le statut coronarien, tandis que pour le CRLR, l'expression de l'ARNm est même diminuée. Il est possible qu'un phénomène de *down-regulation* des récepteurs par l'AM y intervienne. Le résultat pourrait consister dans la protection du TAE de l'effet trophique de l'AM, qui par son rôle de facteur de prolifération pourrait augmenter la masse du TAE. En même temps, l'AM garde son effet bénéfique sur les coronaires et le myocarde, bien qu'il soit probable que son efficacité soit moindre dans le TAE que dans le TAS.

Le mécanisme responsable de ce phénomène peut être difficilement expliqué. Il est probable que les cytokines inflammatoires puissent être impliquées dans ce phénomène, parce que les TNF règlent négativement (*down-regulation*) l'expression de l'ARNm du CRLR dans les cellules musculaires lisses des artères coronaires humaines (260). Les glucocorticoïdes sont des puissants régulateurs des récepteurs membranaires (257). Vers l'extrémité 5' du gène CRLR il y a quelques locus pour les glucocorticoïdes (*glucocorticoid receptor responsive elements*), (261). La dexaméthasone, un glucocorticoïde synthétique, a des effets complexes dans la régulation *in vitro* du gène CRLR. Dans les cellules musculaires lisses des artères coronaires humaines, l'exposition à des doses petites vers modérées de dexaméthasone induit un effet inhibiteur sur l'expression de l'ARNm du CRLR, tandis que exposition à grandes doses produit un évident effet stimulateur (262). Sur les ostéoblastes, les grandes doses de dexaméthasone induisent un effet de diminution de l'expression de l'ARNm du CRLR et du taux de protéines (263). Une étude antérieure a montré que le promoteur CRLR présente lui aussi un élément de consensus pour le HIF-1, ce qui explique pourquoi l'hypoxie aigue active la transcription du gène CRLR dans les cellules endothéliales microvasculaires (261).

II.4.4. Métabolisme local des glucocorticoïdes

II.4.4.1. Analyse immunohistochimique et la qRT-PCR de la 11β-HSD-1 et des GR

Afin d'évaluer le métabolisme local des glucocorticoïdes dans le TAE nous avons réalisé une étude immunohistochimique des récepteurs des glucocorticoïdes (GR) et de l'enzyme 11β-HSD-1 ainsi que l'analyse de l'ARNm du 11β-HSD-1, des GR et de leurs promoteurs effectuée par RT-PCR. Le matériel et la méthode de travail, de même que leurs particularités spécifiques liées à la 11β-HSD-1 et aux GR ont été décrites ci-dessus.

L'évaluation des résultats de l'expérience immunohistochimique a été faite par l'analyse au microscope optique de la présence du marquage immunohistochimique atteste la présence de la protéine 11β-HSD-1 et des GR et la caractérisation de la distribution du signal au niveau des compartiments tissulaires, stromal ou adipocytaire.

La Figure 43 représente une image de l'analyse immunohistochimique de l'expression de la protéine 11β-HSD-1 (Figure 43 A, C, E) et de l'expression des GR (Figure 43 B, D, F) dans le TAE d'un patient non coronarien. La protéine 11β-HSD-1 a été exprimée dans les aires stromales, dans le stroma interadipocytaire, dans les adipocytes et dans les vaisseaux de sang (Figure 43 A, C), tandis que la protéine GR a été exprimée principalement dans les aires stromales, dans le stroma interadipocytaire et les vaisseaux de sang et en moindre mesure dans les adipocytes (Figura 43 B, D). Aucun marquage n'a été détecté lorsque l'incubation a été faite sans l'anticorps primaire, démontrant la spécificité de l'expérience immunohistochimique (Figure 43 E, F).

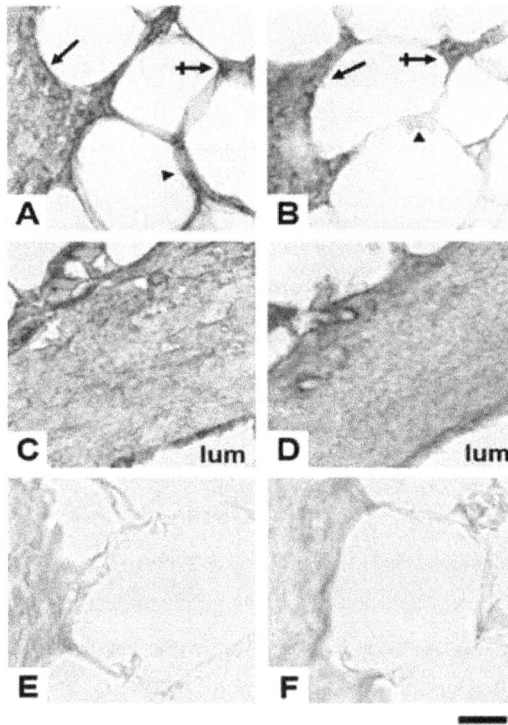

Figure 43. Image histologique du marquage immunohistochimique (marron-roux) de la protéine 11β-HSD-1 (A, C, E) et du GR (B, D, F) dans le TAE d'un patient non coronarien: la 11β-HSD-1 présente dans les aires stromales (fléchette noire), dans le stroma interadipocytaire (fléchette noire barrée), adipocytes (pointe de fléchette) et dans les vaisseaux de sang (A, C); GR exprimée principalement dans les aires stromales (fléchette noire), dans le stroma interadipocytaire (fléchette noire barrée), dans les vaisseaux de sang et en moindre mesure dans les adipocytes (B, D). Contrôle: absence du marquage immunohistochimique (E, F).

L'évaluation de la 11β-HSD-1 dans le TAE et le TA sous-cutané a été réalisée par une technique de RT-PCR. Si l'on prend en considération le lot global de patients, l'expression de l'ARNm de la 11β-HSD-1 (obtenu par RT-PCR normalisé avec 18s, exprimé en fg/tube ou équivalent pg/μg ARNm total) est plus élevé dans le TAE que dans le TA sous-cutané (valeurs moyennes ± ES = 119 ± 18,9 *versus* 74,5 ± 16,2 fg/tube). Ensuite nous avons reparti les sujets dans les deux groupes coronarien (Coro) et sans coronaropathie (Ncoro); le Tableau 24 illustre les valeurs moyennes de l' ARNm de la 11β-HSD-1, correspondant à chaque tissu (TAE et TA sous-cutané) et à chaque groupe distinct. L'analyse des données a été réalisée à l'aide du logiciel Statview. Nous avons vérifié s'il y a une différence d'expression de la 11β-HSD-1 dans le TA sous-cutané entre les deux groupes de patients. À cet effet, nous avons appliqué un test non paramétrique de type Mann-Whitney U qui a démontré qu'entre les deux groupes il y a une différence d'expression, mais qu'elle n'est pas significative de point de vue statistique, ni pour le TA sous-cutané (p = 0,32), ni pour le TAE (p = 0,38).

Utilisant un test de type Wilcoxon, nous avons comparé l'expression de l'ARNm de la 11β-HSD-1 entre le TAE et le TA sous-cutané dans le groupe de patients sans coronaropathie; la différence trouvée n'est pas significative du point de vue statistique (p = 0,19). En revanche, dans le groupe de patients coronariens nous avons trouvé une différence significative de l'expression de la 11β-HSD-1 entre le TAE et le TA sous-cutané utilisant le même type de test (p = 0,05).

Tableau 24. Valeurs moyennes ± ES (fg /tube) ale expression de l'ARNm de la 11β-HSD-1 au niveau du TAE et du TA sc chez les patients avec et sans coronaropathie.

	NCoro	Coro	p (test Mann-Whitney U)
TA sous-cutanée	68,0 ± 28,9§	79,5 ± 18,8§	* p = 0,38
TAE	92,7± 22,2*	135,2 ± 26,9*	§ p = 0,37

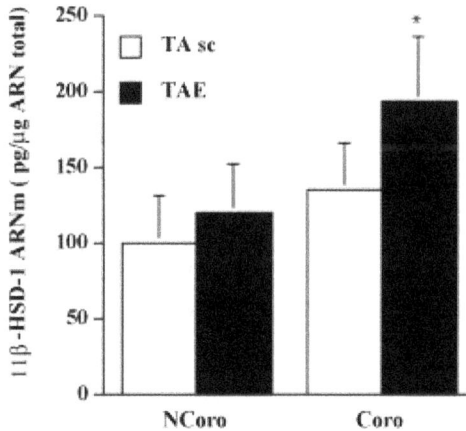

Figure 44. Représentation graphique de l'analyse de l'ARNm du11β-HSD-1 (pg / µg ARN total) dans le TAE et le TA sous-cutané, chez les patients coronariens en comparaison avec les patients non coronariens.

La représentation graphique des résultats de l'analyse qRT-PCR de l'ARNm de la 11β-HSD-1 dans le TA sous-cutané et dans le TAE est illustrée dans la Figure 44. Le niveau de l'ARNm de la 11β-HSD-1 n'est pas différent dans le TA sous-cutané chez les patients coronariens par rapport aux patients non coronariens. La concentration d'ARNm de la 11β-HSD-1 est comparable dans le TAE des patients non coronariens et élevée dans le TAE prélevé chez les patients coronariens, en comparaison avec les biopsies de TA sous-cutané.

L'évaluation des récepteurs des glucocorticoïdes (GR) dans le TAE et le TA sous-cutané a été réalisée par une technique de RT-PCR. Si l'on prend en considération le lot global de patients, l'expression de l'ARNm des GR (obtenus par RT-PCR normalisés avec 18s, exprimés en fg/ tube ou équivalent pg/µg ARNm total) est moindre dans le TAE que dans le TA sous-cutané (valeurs moyennes ± ES = 13,75 ± 1,35 *versus* 20,72 ± 1,92 fg/tube). Dans l'étape suivante nous avons reparti les sujets dans les deux groupes coronarien (Coro) et sans coronaropathie (Ncoro) ; le Tableau 25 illustre les valeurs moyennes de l'ARNm des GR, correspondant à chaque tissu (TAE et TA sous-cutané) et à chaque groupe distinct.

Tableau 25. Valeurs moyennes ± ES (fg/ tube) de l'expression de l'ARNm des GR au niveau du TAE et du TA sc chez les patients avec et sans coronaropathie.

	NCoro	Coro	p (test Mann-Whitney U)
TA sous-cutané	18,3 ± 2,2§	22,5 ± 2,9§	* p = 0,69
TAE	13,6 ± 1,0*	13.9 ± 2,4*	§ p = 0,32

L'analyse des données a été réalisée à l'aide du logiciel Statview. Nous avons vérifié s'il y a une différence d'expression des GR dans le TA sous-cutané des deux groupes de patients. À cet effet, nous avons appliqué un test non paramétrique de type Mann-Whitney U, qui a démontré qu'entre les deux groupes existe une différence d'expression, qui n'est pas significative de point de vue statistique ni pour le TA sous-cutané (p = 0,32), ni pour le TAE (p = 0,64).

Utilisant un test de type Wilcoxon, nous avons comparé l'expression de l'ARNm des GR dans le TAE et le TA sous-cutanée dans le groupe de patients sans coronaropathie ; nous avons trouvé une différence significative de point de vue statistique (p = 0,01). Dans le groupe de patients coronariens nous avons également trouvé une différence significative de l'expression des GR entre le TAE et le TA sous-cutané utilisant le même type de test (p = 0,0029).

La Figure 45 montre les résultats des expériences PCR qui déterminent les variations des isoformes ARNm al GR. L'analyse des données a été faite de la même manière que pour le GR. On observe que l'ARNm de l'exon 1B-a été a été plus exprimé, tandis que l'ARNm des exons 1C- et 1A3- a été moins exprimé. L'expression de l'ARNm du GR total et de l'ARNm spécifique des exons 1A3, 1B- et 1C- n'est pas différent dans le TA sous-cutané prélevé chez les patients coronariens ou non coronariens. L'ARNm al GR total et spécifique des exons 1B- et 1C- est réduit dans le TAE des NCAD et CAD en comparaison avec les biopsies de TA sous-cutané, tandis que pour 1A3- les valeurs restent identiques.

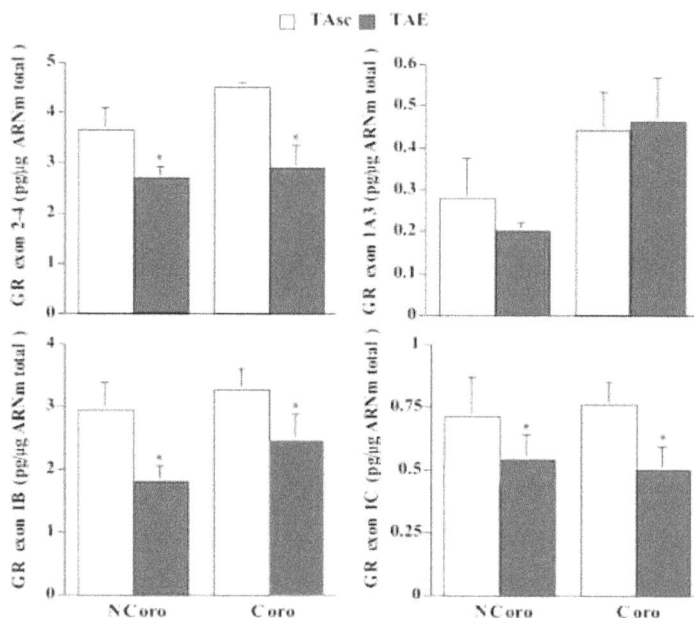

Figure 45. Représentation graphique de l'analyse de l'ARNm du GR total (liée à la transcription des exons 2-4) et du GR spécifique (liée à la transcription de l'exon 1) dans le TAE et le TA sous-cutanée ses patients coronariens et non coronariens.

II.4.4.2. Discussions

À présent on sait que les glucocorticoïdes sont des médiateurs physiopathologiques de l'obésité viscérale et de ses complications cardiovasculaires (264). Les patients avec syndrome Cushing développent une obésité centrale réversible (264), et les accidents vasculaires représentent les plus importantes causes de décès chez ces patients (265). On a démontré que, dans la population générale, la dysfonction de l'axe corticotrope représente un facteur prédictif pour la maladie cardiovasculaire (266). Le polymorphisme N363S du récepteur des glucocorticoïdes (GR) est associé au surpoids et à l'apparition de la coronaropathie (229). La variante Bcl I des GR est associée à l'obésité abdominale (267) et à l'augmentation du risque athérogène comme réponse à la suralimentation à long terme (268). En plus, on sait que l'effet des glucocorticoïdes dans le TA dépend, en plus de leur concentration dans le sang, de leur métabolisme local. De cette façon, la 11β-hydroxystéroïde déshydrogénase de type 1 (11β-HSD-1, enzyme qui transforme le cortisone inactif en cortisol actif) est supra exprimée dans le TA sous-cutané et dans le TA viscéral chez les obèses (179, 183, 188,189), avec apparition d'un hypercorticisme local (193). Chez les obèses, activité de la 11β-HSD-1 est corrélée positivement avec l'adiposité générale et centrale, avec la glycémie à jeun et avec l'insulinorésistance (184). Les obèses présentent une augmentation des GR dans le TA viscéral (227). Les souris transgéniques avec la 11β-HSD-1 supra exprimée dans le TA développent une obésité et le tableau d'un syndrome métabolique, avec des valeurs élevées de l'HTA (269). L'inhibition de l'11β-HSD-1 améliore les paramètres métaboliques chez les la souris ayant obésité induite par régime alimentaire et dans un modèle de diabète de type 2 chez la souris (213). Ces observations suggèrent que le TAE pourrait être également un TA où apparaisse une réactivation des glucocorticoïdes, et où la synthèse locale de cortisol influe sur l'homéostasie du TAE, myocardique et des coronaires.

Jusqu'à présent il n'y pas d'évaluation du métabolisme des glucocorticoïdes dans le TAE. Nous avons réalisé une étude du TAE sur des biopsies prélevées chez les patients coronariens et non coronariens; par immunohistochimie nous avons évalué la localisation des protéines GR et 11β-HSD-1. Ensuite, utilisant qRT-PCR, nous avons évalué l'expression de l' ARNm de 11β-HSD-1 et des GR, entre le TAE et le TA sous-cutané chez les patients coronariens et non coronariens. On sait que l'expression du gène GR est contrôlée par au moins 3 promoteurs (nommés 1A, 1B şi 1C) qui conduisent à au moins 5 variantes de transcription dans lesquelles l'exon 1 qui ne se transcrit pas (exon 1A1, exon 1A2, exon 1A3, exon 1B et exon 1C), par un processus d'épissage interagit avec l'exon 2, modifications qui conduisent à la traduction du signal dans la même protéine GR (270). Afin d'essayer d'évaluer la régulation de l'expression génique des GR dans le TA, nous avons mesuré l'ARNm de différents promoteurs.

Les données de cette étude démontrent que tous les éléments du métabolisme des glucocorticoïdes sont exprimés dans le TAE humain. L'ARNm de la 11β-HSD-1 et des GR ont été détectés par PCR dans les biopsies de TAE humain, tandis que les protéines 11β-HSD-1 et les GR sont exprimées en adipocytes, dans le stroma interadipocytaire et dans les plages stromales. Cette distribution est similaire à celle déjà décrite dans le TA sous-cutané ou viscéral humain (227, 271, 272) et démontre que le TAE est l'un des tissus dans lesquels apparaît une réactivation du cortisol.

Dans cette étude nous avons montré que l'expression génique des GR est plus réduite dans le TAE que dans le TA sous-cutané, indifféremment du statut coronarien des patients et que le niveau de l'ARNm de la 11β-HSD-1 est augmenté dans le TAE des patients coronariens. Il est exclu que le stress anesthésique et chirurgical soient impliqués dans les variations mentionnées ci-dessus, parce que les biopsies ont été prélevées les premières 15-20 minutes après le début de l'intervention chirurgicale et parce que le temps de demi-vie de l'ARNm des GR est d'environ 6 heures (273), et la stimulation ARNm de la 11β-HSD-1 par le cortisol exige une exposition d'au moins 24 de heures (186). Nos observations soutiennent l'hypothèse que la variation de la sensibilité des glucocorticoïdes est tissu-spécifique (274). Les résultats suggèrent que chaque dépôt de TA a une régulation spécifique des GR. Par conséquent, la diminution de la concentration de GR peut être une caractéristique du TAE, tout comme l'augmentation de la densité des GR est une caractéristique du TA viscéral (227. Le mécanisme responsable de la diminution de l'expression des GR dans le TAE n'est pas élucidé ; il peut être génétique, épi-génétique, ou répondre à un mécanisme de régulation. On a mis en évidence que le polymorfisme du Bcl I al GR peut affecter le gène des promoteurs GR d'une manière tissu-spécifique conduisant à des degrés d'expression de la GR tissu-spécifiques (275).

Weaver et ses collaborateurs (276) ont démontré que chez le rat les variations de l'environnement périnatal peuvent programmer l'expression des GR au niveau du SNC par des modifications du promoteur GR utilisé. Récemment on a montré que chez les rats, la suralimentation immédiatement postnatale peut programmer l'augmentation de l'expression des GR dans le TA viscéral (277). En observant l'implication d'un facteur de régulation, nous avons constaté une diminution concomitante de l'expression de l'ARNm de l'exon 1B- et de l'exon 1C- mais non pas de l'exon 1A3-, indiquant qu'une diminution du promoteur 1B et 1C, mais non pas du promoteur 1A, est responsable des modifications trouvées dans l'expression de l'ARNm du GR total. Le fait que, en opposition avec le promoteur 1A, les autres promoteurs 1B et 1C ne contiennent pas du GRE (*glucocorticoid responsive element*) ou GRE-*like regulatory element* et que des gènes modifiés par transfection liés aux promoteurs 1B et 1 C ne répondent pas aux glucocorticoïdes (278), peut suggérer que la diminution que nous avons trouvée dans le TAE de l'ARMm de la GR n'est pas le résultat du phenomene bien connu induit par l'excès de glucocorticoïdes sur les propres récepteurs, *down-regulation*.

Le fait que, à la différence du promoteur 1A, les autres promoteurs 1B et 1C ne contiennent pas de GRE ou GRE (*glucocorticoid responsive element*) ou GRE-*like regulatory element* et que des gènes modifiées par transfction liés aux promoteurs 1B et 1C ne répondent pas aux glucocorticoïdes (278), peut suggérer que la réduction de l'ARNm des GR que nous avons trouvée dans le TAE n'est pas le résultat du phénomène bien connu induit par l'excès de glucocorticoïdes, *down-regulation*, sur les propres récepteurs.

Les résultats de l'étude montrent que le niveau d'ARNm de la 11β-HSD-1 est augmenté de manière significative dans le TAE prélevé chez les patients coronariens, suggérant une augmentation locale de la conversion de la cortisone en cortisol. Des études ont déjà montré que l'activité de la 11β-HSD-1 et le niveau de l'ARNm de la 11β-HSD-1 sont très bien corrélées (184). Des modifications dans le métabolisme local glucocorticoïdes dans le TAE chez les patients coronariens peuvent avoir des conséquences fonctionnelles, tant au niveau du TAE qu'au niveau coronarien, par des mécanismes différents. Nous avons trouvé que les adipocytes sont en nombre plus grand dans le TAE prélevé chez les coronariens par rapport au tissu prélevé chez les non coronariens, suggérant qu'une intensification locale de l'activité de la 11β-HSD-1 pourrait conduire à un développement quantitatif du TAE, parce que les glucocorticoïdes sont reconnues comme stimulateurs de la différenciation adipocytaire et de l'accumulation de lipides en adipocytes (264). En plus, il y a des preuves que des modifications au niveau du tissu périvasculaire, tel le tissu adipeux, peuvent altérer l'homéostasie vasculaire. Par exemple, on sait que chez les patients avec maladie Cushing l'épaisseur de la paroi carotidienne est augmentée et que ces patients présentent une diminution du diamètre systolique du lumen carotidien ainsi que du coefficient de distensibilité. Tous les paramètres mentionnés présentent une amélioration une année après la remissions de la maladie et normalisation de la cortisolémie, quoiqu'il persiste un degré d'insulinorésistance et le profil lipidique est encore anormal (265), suggérant que les glucocorticoïdes peuvent avoir un effet direct dans l'athérosclérose vasculaire. Comme conséquence, l'augmentation locale du cortisol régénéré dans le TAE chez les coronariens pourrait aggraver les lésions des artères coronaires. En plus, parce que les glucocorticoïdes ont un effet vasoconstricteur, au niveau des cellules endothéliales des coronaires, par un mécanisme d'inhibition de la libération de l'oxyde nitrique, des protéines endothéliales et de la mobilisation intracellulaire du Ca^{2+} (279), l'augmentation du métabolisme des glucocorticoïdes dans le TAE peut contribuer à la diminution du flux sanguin. Grâce aux effets angiostatiques importantes, l'augmentation locale du cortisol peut empêcher la néo vascularisation comme réponse à l'hypoxie locale (214).

Toutes ces observations suggèrent que, en dehors de l'amélioration des paramètres métaboliques (277), l'inhibition de la 11β-HSD-1 peut être importante chez les patients coronariens. Cette hypothèse est renforcée par les publications expérimentales de Hermanowski-Vosatka et de ses collaborateurs (213) qui montrent que sur un modèle d'athérosclérose, l'inhibition de la 11β-

HSD-1 réduit l'accumulation de cholestérol au niveau de l'aorte et, comme une conséquence, diminue la progression de la plaque d'athérome, sans aucune modification significative de la concentration du cortisol dans le sang. Les souris *knockout* pour la 11β-HSD-1 présentent une intensification de la revascularisation dans l'infarctus expérimental, suggérant que des variations locales des glucocorticoïdes constituent des facteurs importants de l'angiogenèse dans certaines maladies (214). On ne sait pas si les modifications du métabolisme local des glucocorticoïdes dans le TAE sont la cause ou sont la conséquence de la coronaropathie. On a montré que, après revascularisation coronarienne percutanée, l'incidence de la resténose *in-segment* a été plus grande chez les patients ayant un implant actif avec dexaméthasone que chez les patients avec stent métallique nu (280). On a montré que des citokines comme TNF, IL-1β qui se développent dans le TAE chez les coronariens, sont d'importants stimulateurs de l'expression de la 11β-HSD-1 dans le TA humain (281).

En conclusion, les données de cette étude démontrent que la synthèse 11β-HSD-1 au niveau du TAE conduit à la réactivation du cortisol. Bien qu'elle puisse être moins sensible aux glucocorticoïdes que le TA sous-cutané, l'augmentation de la concentration de 11β-HSD-1 dans le TAE des coronariens suggère qu'une augmentation locale du cortisol pourrait jouer un rôle négatif dans l'homéostasie coronarienne. Parce que les études expérimentales ont démontré le rôle bénéfique de l'inhibition pharmacologique de la 11β-HSD-1 dans la progression de la plaque d'athérome, nos résultats montrent qu'un inhibiteur spécifique de la 11β-HSD-1 pourrait être utile dans le traitement des patients coronariens.

CONCLUSIONS ET PERSPECTIVES

Notre travail a permis de montrer :

- D'une part que **la masse de TAE est corrélée à l'âge, au poids du cœur, à l'accumulation de TA intra-abdominal et au degré d'atteinte coronarienne;**

- D'autre part que **l'adrénomédulline et ses récepteurs sont synthétisés par le TAE et que l'adrénomédulline est augmentée dans le TAE et le TA souscutané des sujets coronariens,** par comparaison avec les sujets non coronariens. **Cette augmentation pourrait, par une action paracrine, jouer un rôle cardioprotecteur et favoriser la néovascularisation.**

- **Il existe aussi une augmentation de l'expression de l'ARNm de 11β-HSD-1** dans le TAE chez les sujets coronariens par rapport aux non coronariens qui suggère une **reactivation des glucocorticoides dans le TAE des patients avec coronaropathie.** Les promoteurs des récepteurs des glucocorticoïdes peuvent jouer un rôle important dans la régulation spécifique de tissue des GR. L'expression des ARNm des GR est diminuée dans le TAE des patients avec coronaropathie ce qui suggère que **le TAE pourrait être moins sensible aux GC,** avec un rôle protecteur, limitant le développement de la masse de TAE chez les coronariens.

L'importante variabilité de la quantité de TAE et la multiplicité des facteurs qu'il synthétise et sécrètesuggèrent fortement que ce tissu pourrait avoir un rôle très important dans les pathologies cardiovasculaires. Il pourrait jouer un rôle de « régulateur » de l'homéostasie coronaire. Des études prospectives seraient intéressantes pour mieux documenter le lien entre TAE et pathologie cardiaque ou coronarienne.

Depuis les travaux de Mazurek de nombreux groupes ont étudié l'expression des hormones, cytokines, enzymes connues pour être produites par le TAE, en particulier des cytokines pro-inflammatoires et l'adiponectine, mais il n'y a pas eu d'approche systématique du transcriptome du TAE. Notre projet actuellement en cours a pour objectif de comparer l'expression des gènes du TAE et du TAS à la fois chez les patients coronariens et non coronariens afin d'identifier des gènes "cibles" ou des voies métabolique spécifiques du TAE. Cette étude est effectuée en collaboration avec l'équipe Inserm U872, Cordelier Research Center, Paris sous la coordination du Pr. K. Clément. Nos premiers résultats montrent que les gènes de l'inflammation ne sont pas surexprimés dans le TAE par rapport au TAS mais sont augmentés dans les deux tissus en cas de coronaropathie. Notre projet consiste à valider ces résultats sur une plus grande série de patients et à analyser l'effet du diabète sur le développement du TAE et sur ses caractéristiques sécrétoires. Une étude couplée de l'évaluation de la quantité de TA par scanner ou échographie et deses caractéristiques morpho-fonctionnellesTA sera développée. Nous avons mis au point également une technique d'explant de TAE et nous comptons étudier les produits de sécrétion de TAE provenant de sujets non coronariens et coronariens, produits susceptibles de moduler à la fois le myocarde et les coronaires. Nous pourrons également étudier l'effet de ces produits de sécrétion dans différents modèles in vitro: dans un modèle de différenciation de TA, dans un modèle d'aorte de rat isolée où nous étudierons l'effet sur la vasodilatation artérielle et dans un modèle de différenciation d'HUVEC.

REFERENCES BIBLIOGRAPHIQUES

1. Roth J, Qiang X, Marban SL, Redelt H, Lowell B. The obesity pandemic: where have we been and where are we going ? *Obes Res* 2004; 12 Suppl:88S-101S.
2. Haslan DW & James WPT. *Obesity. Lancet* 2005; 366:1197-1209.
3. Vague J. La différenciation sexuelle, facteur déterminant des formes de l'obésité. *Presse Med.* 1947; 55:339-340.
4. Björntorp P. The regulation of adipose tissue distribution in humans. *Int J Obes Relat Metab Disord* 1996; 20:291-302.
5. Lyon CJ, Law RE, Hsueh WA. Minireview: adiposity, inflammation, and atherogenesis. *Endocrinology.* 2003; 144(6):2195-200.
6. Matsuzawa Y, Funahashi T. Nakamura T. Molecular mechanism of metabolic syndrome X : contribution of adipocytokines adipocyte-derived bioactive substances. *Ann NY Acad Sci.* 1999; 18:892:146-154.
7. Day C.P. Pathogenesis of steatohepatitis. *Best Practice & Research Clinical Gastroenterology.* 2002;16(5):663-678.
8. Alessi MC, Bastelica D, Mavri A, Morange P, Berthet B, Grino M, Juhan-Vague I. Plasma PAI-1 levels are more strongly related to liver steatosis than to adipose tissue accumulation. *Arterioscler Thromb Vasc Biol.* 2003; 23.1262-1268.
9. Ravussin E, Smith SR. Increased fat intake, impaired fat oxidation, and failure of fat cell proliferation result in ectopic fat storage, insulin resistance, and type 2 diabetes mellitus.*Ann N Y Acad Sci.* 2002 Jun;967:363-78.

195

10.Swifka J, Weiß J, Addicks K, et al. Epicardial Fat from Guinea Pig: A Model to Study the Paracrine Network of Interactions between Epicardial Fat and Myocardium? *Cardiovasc Drugs Ther.* 2008; Apr. 22(2):107-14.

11.Rabkin SW. Epicardial fat: properties, function and relationship to obesity. *Obes Rev.* 2007 May;8(3):253-61.

12.Marchington JM, Mattacks CA, Pond CM. Adipose tissue in the mammalian heart and pericardium: structure, foetal development and biochemical properties. *Comp Biochem Physiol* B. 1989;94(2):225-32.

13.Stern N, Marcus Y. Perivascular fat: innocent bystander or active player in vascular disease? *J Cardiometab Syndr.* 2006 Spring;1(2):115-20.

14.Iacobellis G, Assael F, Ribaudo MC, et al. Epicardial fat from echocardiography:a new method for visceral adipose tissue prediction.*Obes Res*. 2003 Feb; 11(2):304-10.

15.Willens HJ, Gómez-Marín O. Comparison of epicardial and pericardial fat thickness assessed by echocardiography in African American and non-Hispanic White men: a pilot study. *Ethn Dis*. 2008 Summer;18(3):311-6.

16.Reiner L, Mazzoleni A, Rodriguez Fl. Statistical analysis of the epicardial fat weight in human hearts. *AMA Arch Pathol*. 1955 Oct;60(4):369-73.

17.Corradi D, Maestri R, Callegari S, et al. The ventricular epicardial fat is related to the myocardial mass in normal, ischemic and hypertrophic hearts.*Cardiovasc Pathol*. 2004 Nov-Dec; 13(6):313-6.

18.Shimokawa H, Ito A, Fukumoto Y, et al. Chronic treatment with interleukin-1 beta induces coronary intimal lesions and vasospastic responses in pigs in vivo. The role of platelet-derived growth factor. *J Clin Invest*. 1996 Feb 1; 97(3):769-76.

19. Miyata K, Shimokawa H, Kandabashi T, et al. Rho-kinase is involved in macrophage-mediated formation of coronary vascular lesions in pigs in vivo. Arterioscler Thromb Vasc Biol. 2000 Nov; 20(11):2351-8.

20. shii T, Asuwa N, Masuda S, Ishikawa Y. The effects of a myocardial bridge on coronary atherosclerosis and ischaemia. *J Pathol.* 1998 May; 185(1):4-9.

21. Ishikawa Y, Ishii T, Asuwa N, Masuda S. Absence of atherosclerosis evolution in the coronary arterial segment covered by myocardial tissue in cholesterol-fed rabbits. *Virchows Arch.* 1997 Feb; 430(2):163-71.

22. Henrichot E, Juge-Aubry CE, Pernin A, et al. Production of chemokines by perivascular adipose tissue: a role in the pathogenesis of atherosclerosis? *Arterioscler Thromb Vasc Biol.* 2005 Dec;25(12):2594-9.

23. Mazurek T, Zhang L, Zalewski A, et al. Human epicardial adipose tissue is a source of inflammatory mediators. *Circulation.* 2003 Nov 18;108(20):2460-6.

24. Iacobellis G, Pistilli D, Gucciardo M, et al. Adiponectin expression in human epicardial adipose tissue in vivo is lower in patients with coronary artery disease. *Cytokine.* 2005 Mar 21; 29(6):251-5.

25. Iacobellis G, Barbaro G.The double role of epicardial adipose tissue as pro- and anti-inflammatory organ. *Horm Metab Res.* 2008 Jul; 40(7):442-5.

26. Baker AR, Silva NF, Quinn DW, et al. Human epicardial adipose tissue expresses a pathogenic profile of adipocytokines in patients with cardiovascular disease .*Cardiovasc. Diabetol.* 2006; 5:1-7.

27. Iglesias MJ, Eiras S, Piñeiro R, et al. Gender differences in adiponectin and leptin expression in epicardial and subcutaneous adipose tissue.

Findings in patients undergoing cardiac surgery. *Rev Esp Cardiol.* 2006 Dec; 59(12):1252-60.

28. Malavazos AE, Ermetici F, Cereda E, Ambrosi B. Epicardial fat thickness: relationship with plasma visfatin and plasminogen activator inhibitor-1 levels in visceral obesity. *Nutr Metab Cardiovasc Dis.* 2008 Oct; 18(8):523-30.

29. Fain JN, Sacks HS, Buehrer B, et al.. Identification of omentin mRNA in human epicardial adipose tissue: comparison to omentin in subcutaneous, internal mammary artery periadventitial and visceral abdominal depots. *Int J Obes* (Lond). 2008 May; 32(5):810-5.

30. Roubíček T, Dolinková M, Bláha J, et al. Increased angiotensinogen production in epicardial adipose tissue during cardiac surgery: possible role in a postoperative insulin resistance. *Physiol Res.* 2008; 57(6):911-7.

31. Ferder L, Inserra F, Martínez-Maldonado M. Inflammation and the metabolic syndrome: role of angiotensin II and oxidative stress. *Curr Hypertens Rep.* 2006 Jun; 8(3):191-8.

32. Kurata A, Nishizawa H, Kihara S, et al. Blockade of Angiotensin II type-1 receptor reduces oxidative stress in adipose tissue and ameliorates adipocytokine dysregulation. *Kidney Int.* 2006 Nov; 70(10):1717-24.

33. Marchington JM, Pond CM. Site specific properties of pericardial and epicardial adipose tissue: the effects of insulin and high-fat feeding on lipogenesis and the incorporation of fatty acids in vitro. *Int J Obes.* 1990; 14:1013–22.

34. Vural B, Atalar F, Ciftci C, et al. Presence of fatty-acid-binding protein 4 expression in human epicardial adipose tissue in metabolic syndrome. *Cardiovasc Pathol.* 2008; 17(6):392-8.

35. Pond CM. The contribution of wild animal biology to human physiology and medicine: adipose tissue associated with lymphoid and cardiac tissues. *Ecoscience*. 2003; 10:1–9.

36. Iacobellis G, Leonetti F. Epicardial adipose tissue and insulin resistance in obese subjects. *J Clin Endocrinol Metab*. 2005; 90(11):6300-2.

37. Sacks HS, Fain JN. Human epicardial adipose tissue: a review. *Am Heart J*. 2007; 153(6):907-17.

38. Iacobellis G, Ribaudo MC, Assael F, et al. Echocardiographic epicardial adipose tissue is related to anthropometric and clinical parameters of metabolic syndrome: a new indicator of cardiovascular risk. *J Clin Endocrinol Metab*. 2003 Nov; 88(11):5163-8.

39. Singh N, Singh H, Khanijoun HK, Iacobellis G. Echocardiographic assessment of epicardial adipose tissue - a marker of visceral adiposity. *Mcgill J Med*. 2007; 10(1):26-30.

40. Iacobellis G, Corradi D, Sharma AM. Epicardial adipose tissue: anatomic, biomolecular and clinical relationships with the heart. *Nat Clin Pract Cardiovasc Med*. 2005 Oct; 2(10):536-43.

41. Iacobellis G, Willens HJ, Barbaro G, Sharma AM. Threshold Values of High-risk Echocardiographic Epicardial Fat Thickness.*Obesity (Silver Spring)*. 2008; 16(4):887-92.

42. Ahn SG, Lim HS, Joe DY, et al. Relationship of Epicardial Adipose Tissue by Echocardiography to Coronary Artery Disease. Relationship of epicardial adipose tissue by echocardiography to coronary artery disease. *Heart*. 2008 Mar; 94(3):e7.

43. Iacobellis G, Singh N, Wharton S, Sharma AM. Substantial changes in epicardial fat thickness after weight loss in severely obese subjects. *Obesity* (Silver Spring). 2008 Jul; 16(7):1693-7.

44. Willens HJ, Byers P, Chirinos JA, et al. Effects of weight loss after bariatric surgery on epicardial fat measured using echocardiography. *Am J Cardiol.* 2007 May 1; 99(9):1242-1245.

45. Iacobellis G, Sharma AM. Epicardial adipose tissue as new cardio-metabolic risk marker and potential therapeutic target in the metabolic syndrome. *Curr Pharm Des.* 2007;13(21):2180-4.

46. Iacobellis G. Imaging of visceral adipose tissue: an emerging diagnostic tool and therapeutic target. *Curr Drug Targets Cardiovasc Haematol Disord.* 2005 Aug; 5(4):345-53.

47. de Vos AM, Prokop M, Roos CJ, et al. Peri-coronary epicardial adipose tissue is related to cardiovascular risk factors and coronary artery calcification in post-menopausal women. *Eur Heart J.* 2008 Mar; 29(6):777-83.

48. Gorter PM, van Lindert AS, de Vos AM, et al. Quantification of epicardial and peri-coronary fat using cardiac computed tomography; reproducibility and relation with obesity and metabolic syndrome in patients suspected of coronary artery disease. *Atherosclerosis.* 2008 Apr; 197(2):896-903.

49. Sarin S, Wenger C, Marwaha A, et al. Clinical significance of epicardial fat measured using cardiac multislice computed tomography. *Am J Cardiol.* 2008 Sep 15;102(6):767-71.

50. Flüchter S, Haghi D, Dinter D, et al. Volumetric assessment of epicardial adipose tissue with cardiovascular magnetic resonance imaging. *Obesity (Silver Spring).* 2007 Apr; 15(4):870-8.

51. Kessels, M-J M Cramer, B Velthuis. Epicardial adipose tissue imaged by magnetic resonance imaging: an important risk marker of cardiovascular disease. *Heart.* 2006 Jul; 92(7):962.

52. Kankaanpää M, Lehto HR, Pärkkä JP, et al. Myocardial triglyceride content and epicardial fat mass in human obesity: relationship to left ventricular function and serum free fatty acid levels. *J Clin Endocrinol Metab.* 2006 Nov; 91(11):4689-95.

53. Vasan RS. Cardiac function and obesity. *Heart.* 2003; 89:1127–9.

54. Pascual M, Pascual DA, Soria F. Effects of isolated obesity on systolic and diastolic left ventricular function. *Heart.* 2003; 89:1152– 6.

55. Peterson LR, Waggoner AD, Schechtman KB, et al. Alterations in left ventricular structure and function in young healthy obese women: assessment by echocardiography and tissue Doppler imaging. *J Am Coll Cardiol.* 2004;43:1399–404.

56. Crisostomo LL, Araujo LM, Camara E. Comparison of left ventricular mass and function in obese versus nonobese women 40 years of age. *Am J Cardiol.* 1999; 84:1127–9.

57. Otto ME, Belohlavek M, Khandheria B, et al. Comparison of right and left ventricular function in obese and nonobese men. *Am J Cardiol.* 2004; 93:1569 –72.

58. Krishnan R, Becker RJ, Beighley LM, Lopez-Candales A. Impact of body mass index on markers of left ventricular thickness and mass calculation: results of a pilot analysis. *Echocardiography.* 2005; 22:203–10.

59. Iacobellis G, Ribaudo MC, Zappaterreno A, et al. Prevalence of uncomplicated obesity in an Italian obese population. *Obes Res.* 2005; 13:1116 –22.

60. Iacobellis G, Ribaudo MC, Leto G, et al. Influence of excess fat on cardiac morphology and function: study in uncomplicated obesity. *Obes Res.* 2002; 10:767–73.

61. Iacobellis G. True uncomplicated obesity is not related to increased left ventricular mass and systolic dysfunction. *J Am Coll Cardiol.* 2004; 44:2257.

62. Iacobellis G, Ribaudo MC, Zappaterreno A, et al. Adapted changes in left ventricular structure and function in severe uncomplicated obesity. *Obes Res.* 2004; 12:1616–21.

63. Iacobellis G, Ribaudo MC, Zappaterreno A, et al. Relation between epicardial adipose tissue and left ventricular mass. *Am J Cardiol.* 2004 Oct 15; 94(8):1084-7.

64. Gates PE, Gentile CL, Seals DR, Christou DD. Adiposity contributes to differences in left ventricular structure and diastolic function with age in healthy men. *J Clin Endocrinol Metab.* 2003 Oct; 88(10):4884-90.

65. Mureddu GF, Greco R, Rosato GF, et al. Relation of insulin resistance to left ventricular hypertrophy and diastolic dysfunction in obesity. *Int J Obes Relat Metab Disord.* 1998 Apr; 22(4):363-8.

66. Iacobellis G, Leonetti F, Singh N, M Sharma A. Relationship of epicardial adipose tissue with atrial dimensions and diastolic function in morbidly obese subjects. *Int J Cardiol.* 2007 Feb 7; 115(2):272-3.

67. Iacobellis G, Pellicelli AM, Grisorio B, et al. Relation of epicardial fat and alanine aminotransferase in subjects with increased visceral fat. *Obesity (Silver Spring).* 2008 Jan; 16(1):179-83.

68. Cikim AS, Topal E, Harputluoglu M, et al. Epicardial adipose tissue, hepatic steatosis and obesity. *J Endocrinol Invest.* 2007 Jun; 30(6):459-64.

69. Perseghin G, Lattuada G, De Cobelli F, et al. Increased mediastinal fat and impaired left ventricular energy metabolism in young men with newly found fatty liver. *Hepatology.* 2008 Jan; 47(1):51-8.

70. Prati F, Arbustini E, Labellarte A, et al. Eccentric atherosclerotic plaques with positive remodelling have a pericardial distribution: a permissive role of epicardial fat? A three-dimensional intravascular ultrasound study of left anterior descending artery lesions. *Eur Heart J.* 2003 Feb; 24(4):329-36.

71. Iacobellis G, Gao YJ, Sharma AM. Do cardiac and perivascular adipose tissue play a role in atherosclerosis? *Curr Diab Rep.* 2008 Feb; 8(1):20-4.

72. Jeong JW, Jeong MH, Yun KH, et al. Echocardiographic epicardial fat thickness and coronary artery disease. *Circ J.* 2007 Apr; 71(4):536-9.

73. Sironi AM, Pingitore A, Ghione S, et al. Early hypertension is associated with reduced regional cardiac function, insulin resistance, epicardial, and visceral fat. *Hypertension.* 2008 Feb; 51(2):282-8.

74. Chaowalit N, Somers VK, Pellikka PA, et al. Subepicardial adipose tissue and the presence and severity of coronary artery disease. *Atherosclerosis.* 2006 Jun; 186(2):354-9

75. Chaowalit N, Lopez-Jimenez F. Epicardial adipose tissue: friendly companion or hazardous neighbour for adjacent coronary arteries? Eur Heart J. 2008 Mar; 29(6):695-7.

76. Gorter PM, de Vos AM, van der Graaf Y, et al. Relation of epicardial and pericoronary fat to coronary atherosclerosis and coronary artery calcium

in patients undergoing coronary angiography. *Am J Cardiol.* 2008 Aug 15; 102(4):380-5.

77. Iacobellis G, Pellicelli AM, Sharma AM, et al. Relation of subepicardial adipose tissue to carotid intima-media thickness in patients with human immunodeficiency virus. *Am J Cardiol.* 2007 May 15; 99(10):1470-2.

78. Iacobellis G, Sharma AM, Pellicelli AM, et al. Epicardial adipose tissue is related to carotid intima-media thickness and visceral adiposity in HIV-infected patients with highly active antiretroviral therapy-associated metabolic syndrome.*Curr HIV Res.* 2007 Mar; 5(2):275-9.

79. Lanes R, Soros A, Flores K, et al. Endothelial function, carotid artery intima-media thickness, epicardial adipose tissue, and left ventricular mass and function in growth hormone-deficient adolescents: apparent effects of growth hormone treatment on these parameters. *J Clin Endocrinol Metab.* 2005 Jul;90(7):3978-82. Epub 2005 May 3.

80. Wierzbicka-Patynowski I, Schwarzbauer JE. The ins and outs of fibronectin matrix assembly. *J Cell Sci.* 2003; 116:3269-3276.

81. Gordon S. The macrophage. *Bioessays.* 1995; 17:977–986.

82. Weisberg SP, McCann D, Desai M, et al. Obesity is associated with macrophage accumulation in adipose tissue. *J Clin Invest* 2003; 112:1796-1808.

83. Ghanim H, Aljada A, Hofmeyer D, et al. Circulating mononuclear cells in the obese are in a proinflammatory state. *Circulation.* 2004; 110:1564–1571.

84. Curat CA, Miranville A, Sengenes C, et al. From blood monocytes to adipose tissue-resident macrophages: induction of diapedesis by human mature adipocytes. *Diabetes.* 2004; 53:1285–1292.

85. Hume DA, Ross IL, Himes SR, et al. The mononuclear phagocyte system revisited. *J Leukoc Biol.* 2002; 72:621–627.

86. Cousin B, Munoz O, Andre M, et al. A role for preadipocytes as macrophage-like cells. *FASEB J.* 1999; 13:305–312.

87. Charriere G, Cousin B, Arnaud E, et al L.Preadipocyte conversion to macrophage: evidence of plasticity. *J Biol Chem.* 2003; 278:9850 –9855.

88. Cancello R, Tordjman J, Poitou C, et al. Increased infiltration of macrophages in omental adipose tissue is associated with marked hepatic lesions in morbid human obesity. *Diabetes.* 2006 Jun; 55(6):1554-61.

89. Xu H, Barnes GT, Yang Q, et al. Chronic inflammation in fat plays a crucial role in the development of obesity-related insulin resistance. *J Clin Invest.* 2003; 112:1821–1830.

90. Lafontan M, Berlan M. Do regional differences in adipocyte biology provide new pathophysiological insights? *Trends Pharmacol Sci.* 2003; 24:276–283.

91. Bates SR, Murphy PL, Feng ZC, et al. Very low density lipoproteins promote triglyceride accumulation in macrophages. *Arteriosclerosis.*1984; 4:103–114.

92. van Haarst JM, de Wit HJ, Drexhage HA, Hoogsteden HC. Distribution and immunophenotype of mononuclear phagocytes and dendritic cells in the human lung. *Am J Respir Cell Mol Biol.* 1994; 10:487– 492.

93. Linton MF, Fazio S. Macrophages, inflammation, and atherosclerosis. *Int J Obes Relat Metab Disord.* 2003; 27 (Suppl. 3):S35–S40.

94. Loftus TM, Kuhajda FP, Lane MD. Insulin depletion leads to adiposespecific cell death in obese but not lean mice. *Proc Natl Acad Sci U S A.* 1998; 95:14168 –14172.

95. Imai T, Takakuwa R, Marchand S, et al. Peroxisome proliferator-activated receptor gamma is required in mature white and brown adipocytes for their survival in the mouse. *Proc Natl Acad Sci U S A.* 2004; 101:4543–4547.

96. Cinti S, Mitchell G, Barbatelli G, et al. Adipocyte death defines macrophage localization and function in adipose tissue of obese mice and humans.*J Lipid Res.* 2005; 46: 2347-55.

97. Kabon B, Nagele A, Reddy D, et al. Obesity decreases perioperative tissue oxygenation. *Anesthesiology.* 2004; 100: 274–280.

98. Trayhurn P, Wood IS. Adipokines: inflammation and the pleiotropic role of white adipose tissue. *Br J Nutr.* 2004; 92:347–355.

99. Murdoch C, Giannoudis A, Lewis CE. Mechanisms regulating the recruitment of macrophages into hypoxic areas of tumors and other ischemic tissues. *Blood.* 2004; 104:2224 –2234.

100. Wellen KE, Hotamisligil GS. Obesity-induced inflammatory changes in adipose tissue. *J Clin Invest.* 2003; 112:1785–1788.

101. Khovidhunkit W, Kim MS, Memon RA, et al. Effects of infection and inflammation on lipid and lipoprotein metabolism: mechanisms and consequences to the host. *J Lipid Res.* 2004; 45:1169 –1196.

102. Lacasa D, Taleb S, Keophiphath M, et al. Macrophage-secreted factors impair human adipogenesis: involvement of proinflammatory state in preadipocytes. *Endocrinology.* 2007; Feb; 148(2):868-77.

103. Cancello R, Henegar C, Viguerie N, et al. Reduction of macrophage infiltration and chemoattractant gene expression changes in white adipose tissue of morbidly obese subjects after surgery-induced weight loss. *Diabetes.* 2005; 54:2277-86.

104. Matsuzawa Y, Funahashi T, Nakamura T. Molecular mechanism of metabolic syndrome X: contribution of adipocytokines adipocyte-derived bioactive substances. *Ann N Y Acad Sci.* 1999 Nov 18; 892:146-54.

105. Kershaw EE, Flier JS. Adipose tissue as en endocrine organ. *J Clin Endocrinol Metab* 2004; 89:2548-2556.

106. Alessi MC, Frère C, Juhan-Vague I. Substances produites par le tissu adipeux, obésité et risque vasculaire. *Presse Med 2005*; 34:820-824.

107. Lyon CJ, Law RE, Hsueh WA. Minireview: adiposity, inflammation, and atherogenesis. *Endocrinology.* 2003 Jun; 144(6):2195-2200.

108. Lafontan M. Metabolic and secretory activities of adipocytes. *Pathol Biol* (Paris). 2003 Jul; 51(5):238-40.

109. Kato J, Tsuruda T, Kita T, et al.Adrenomedullin. A protective factor for blood vessels. *Arterioscler Thromb Vasc Biol.* 2005; 25:2480-7.

110. Hamid SA, Baxter GF. Adrenomedullin: regulator of systemic and cardiac homeostasis in acute myocardial infarction. *Pharmacol Therapeut.* 2005; 105:95-112.

111. Ishimitsu T, Ono H, Minami J, Matsuoka H. Pathophysiologic and therapeutic implications of adrenomedullin in cardiovascular disorders. *Pharmacol Therapeut.*2006;111:909-27.

112. Minamino N, Kikumoto K, Isumi Y. Regulation of adrenomedullin expression and release. *Microsc Res Tech.* 2002; 57(1), 28– 39.

113. Paulmyer-Lacroix O, Desbriere R, Poggi M, et al Expression of adrenomedullin in adipose tissue of lean and obese patients. *Eur J Endocrinol.* 2006; 155: 177-85.

114. Harmancey R, Senard J-M, Pathak A, et al.The vasoactive peptide adrenomedullin is secreted by adipocytes and inhibits lipolysis through

NO-mediated β-adrenergic agonist oxidation. *FASEB J.* 2005; 19:1045-7.

115. Knerr I, Schirl C, Horbach T, et al. Maturation of the expression of adrenomedullin, endothelin-1 and nitric oxide synthases in adiposes tissues from childhood to adulthood. *Int J Ob.* 2005; 29:275-80.

116. Lindscheid P, Seboek D, Zulewski H, et al. Autocrine/paracrine role in inflammation-mediated calcitonin gene-related peptide and adrenomedullin expression in human adipose tissue. *Endocrinology.* 2005; 146:2699-708.

117. Nambu T, Arai H, Komatsu Y, et al.Expression of the adrenomedullin gene in adipose tissue. *Regul Pept.* 2005; 132:17-22.

118. Fukai N, Yoshimoto T, Sugiyama T, et al. Concomitant expression of adrenomedullin and its receptor components in rat adipose tissues. *Am J Physiol Endocrinol Metab.* 2005; 288:E56-E62.

119. Hamid SA, Baxter GF. A critical cytoprotective role of endogenous adrenomedullin in acute myocardial infarction. *J Mol Cell Cardiol.* 2006; 41:360-3.

120. Kitamura K, Kato J, Kawamoto M, et al.The intermediate form of glycine-extended adrenomedullin is the major circulating molecular form in human plasma. Biochem Biophys Res Commun.1998; 244(2), 551–555.

121. Cao YN, Kitamura K, Ito K, et al. Glycine-extended adrenomedullin exerts vasodilator effect through amidation in the rat aorta. *Regul Pept.* 2003; 113(1–3), 109–114.

122. Nicholls MG, Lainchbury JG, Lewis LK, et al. Bioactivity of adrenomedullin and proadrenomedullin N-terminal 20 peptide in man. *Peptides.* 2001; 22(11), 1745–1752.

123. Champion HC, Nussdorfer GG, Kadowitz PJ. Structure-activity relationships of adrenomedullin in the circulation and adrenal gland. *Regul Pept.*1999; 85(1), 1–8.

124. Hinson JP, Kapas S, Smith DM. Adrenomedullin, a multifunctional regulatory peptide. *Endocr Rev.* 2000; 21(2), 138– 167.

125. Kato K, Yin H, Agata J, et al. Adrenomedullin gene delivery attenuates myocardial infarction and apoptosis after ischemia and reperfusion. *Am J Physiol Heart Circ Physiol.* 2003; 285(4), H1506– H1514.

126. Krzeminski K, Kruk B, Wojcik-Ziolkowska E, et al Effect of static handgrip on plasma adrenomedullin concentration in patients with heart failure and in healthy subjects. *J Physiol Pharmacol.* 2002; 53(2), 199– 210.

127. Krzeminski K, Mikulski T, Kruk B, Nazar K. Plasma adrenomedullin response to maximal exercise in healthy subjects. *J Physiol Pharmacol. 2003*; 54(2), 225–232.

128. Lainchbury JG, Troughton RW, Lewis LK, et al. Hemodynamic, hormonal, and renal effects of short-term adrenomedullin infusion in healthy volunteers. *J Clin Endocrinol Metab.* 2000; 85(3), 1016–1020.

129. Troughton RW, Frampton CM, Lewis LK, et al. Differing thresholds for modulatory effects of adrenomedullin infusion on haemodynamic and hormone responses to angiotensin II and adrenocorticotrophic hormone in healthy volunteers. *Clin Sci (Lond).* 2001; 101(1), 103–109.

130. Charles CJ, Rademaker MT, Richards AM, et al. Hemodynamic, hormonal, and renal effects of adrenomedullin in conscious sheep. *Am J Physiol*. 1997; 272(6 Pt 2), R2040– R2047.

131. Charles CJ, Rademaker MT, Richards AM, et al. Hemodynamic, hormonal, and renal effects of intracerebroventricular adrenomedullin in conscious sheep. *Endocrinology*.1998; 139(4), 1746– 1751.

132. Shan J, Stachniak T, Jhamandas JH, et al. Autonomic and neuroendocrine actions of adrenomedullin in the brain: mechanisms for homeostasis. *Regul Pept*. 2003; 112(1–3), 33– 40.

133. Serrano J, Encinas JM, Fernandez AP, et al. Distribution of immunoreactivity for the adrenomedullin binding protein, complement factor H, in the rat brain. *Neuroscience*. 2003; 116(4), 947–962.

134. Champion HC, Bivalacqua TJ, Pierce RL, et al. Responses to human CGRP, ADM, and PAMP in human thymic arteries. *Am J Physiol Regul Integr Comp Physiol*.2003; 284(2), R531– R537.

135. Szokodi I, Kinnunen P, Ruskoaho H, et al. Inotropic effect of adrenomedullin in the isolated perfused rat heart. *Acta Physiol Scand*.1996; 156(2), 151–152.

136. Perret M, Broussard H, LeGros T, et al. The effect of adrenomedullin on the isolated heart. *Life Sci.* 1993; 53(22), PL377– PL379.

137. Del Bene R, Lazzeri C, Barletta G, et al. Effects of low-dose adrenomedullin on cardiac function and systemic haemodynamics in man. *Clin Physiol*. 2000; 20(6), 457–465.

138. DeMatteo R, May CN. Direct coronary vasodilator action of adrenomedullin is mediated by nitric oxide. *Br J Pharmacol*. 2003; 140(8), 1414–1420.

139. Asakawa H, Nishikimi T, Suzuki T, et al. Elevation of 2 molecular forms of adrenomedullin in plasma and urine in patients with acute myocardial infarction treated with early coronary angioplasty. *Clin Sci (Lond)*. 2001; 100(1), 117–126.

140. Vijay P, Szekely L, Aufiero TX, Sharp TG. Coronary sinus adrenomedullin rises in response to myocardial injury. *Clin Sci (Lond)*. 1999; 96(4), 415–420.

141. Tambara K, Fujita M, Nagaya N, et al. Increased pericardial fluid concentrations of the mature form of adrenomedullin in patients with cardiac remodelling. *Heart*. 2002; 87(3), 242– 246.

142. Nguyen SV, Claycomb WC. Hypoxia regulates the expression of the adrenomedullin and HIF-1 genes in cultured HL-1 cardiomyocytes. *Biochem Biophys Res Commun*. 1999; 265(2), 382– 386.

143. Hamid SA., Baxter GF. Adrenomedullin limits infarct size at reperfusion. *J Mol Cell Cardiol*. 2004; 36(5), 731.

144. Nakamura R, Kato J, Kitamura K, et al. Adrenomedullin administration immediately after myocardial infarction ameliorates progression of heart failure in rats. *Circulation*. 2004; 110(4), 426– 431.

145. Lefer DJ, Granger DN. Oxidative stress and cardiac disease. *Am J Med*. 2000; 109 (4), 315– 323.

146. Tomoda Y, Kikumoto K, Isumi Y, et al. Cardiac fibroblasts are major production and target cells of adrenomedullin in the heart in vitro. *Cardiovasc Res*. 2001; 49(4), 721–30.

147. Horio T, Nishikimi T, Yoshihara F, et al. Production and secretion of adrenomedullin in cultured rat cardiac myocytes and nonmyocytes:

stimulation by interleukin-1beta and tumor necrosis factor-alpha. *Endocrinology*. 1998; 139(11), 4576– 4580.

148. Hagi-Pavli E, Farthing PM, Kapas S. Stimulation of adhesion molecule expression in human endothelial cells (HUVEC) by adrenomedullin and corticotrophin. *Am J Physiol Cell Physiol*. 2004; 286(2), C239–C246.

149. Kim W, Moon SO, Lee S, et al.Adrenomedullin reduces VEGF-induced endothelial adhesion molecules and adhesiveness through a phosphatidylinositol 3V-kinase pathway. *Arterioscler Thromb Vasc Biol*. 2003; 23(8), 1377– 1383.

150. Ouafik L, Martin PM. Role of Adrenomedullin in vasculogenesis and lymphangiogenesis: a new concept. *Med Sci (Paris)*. 2008 Sep-Oct; 24(8-9):682-683.

151. Shindo T, Kurihara Y, Nishimatsu H, et al. Vascular abnormalities and elevated blood pressure in mice lacking adrenomedullin gene. *Circulation*. 2001; 104(16), 1964–1971.

152. Fernandez-Sauze S, Delfino C, Mabrouk K, et al. Effects of adrenomedullin on endothelial cells in the multistep process of angiogenesis: involvement of CL/RAMP2 and CL/RAMP3 receptors. *Int J Cancer*. 2004; 108(6), 797– 804.

153. Sugano T, Tsuji H, Masuda H, et al. Adrenomedullin inhibits angiotensin II-induced expression of tissue factor and plasminogen activator inhibitor-1 in cultured rat aortic endothelial cells. *Arterioscler Thromb Vasc Biol.* 2001; 21(6), 1078–1083.

154. Marutsuka K, Hatakeyama K, Yamashita A, et al.Adrenomedullin augments the release and production of tissue factor pathway inhibitor in human aortic endothelial cells. *Cardiovasc Res*. 2003; 57(1), 232– 237.

155. Erlich JH, Boyle EM., Labriola J, et al. Inhibition of the tissue factor-thrombin pathway limits infarct size after myocardial ischemia-reperfusion injury by reducing inflammation. *Am J Pathol.* 2000; 157(6), 1849–1862.

156. Wang X, Nishikimi T, Akimoto K, et al. Upregulation of ligand, receptor system, and amidating activity of adrenomedullin in left ventricular hypertrophy of severely hypertensive rats: effects of angiotensin-converting enzyme inhibitors and diuretic. *J Hypertens.* 2003; 21(6), 1171–1181.

157. Nagaya N, Nishikimi T, Yoshihara F, et al. Cardiac adrenomedullin gene expression and peptide accumulation after acute myocardial infarction in rats. *Am J Physiol Regul Integr Comp Physiol.*2000; 278(4), R1019–R1026.

158. Nagaya N, Satoh T, Nishikimi T, et al. Hemodynamic, renal, and hormonal effects of adrenomedullin infusion in patients with congestive heart failure. *Circulation.* 2000; 101(5), 498– 503.

159. Oie E, Vinge LE, Yndestad A, et al. Induction of a myocardial adrenomedullin signaling system during ischemic heart failure in rats. *Circulation.* 2000; 101(4), 415– 422.

160. Rademaker MT, Cameron VA, Charles C J, et al. Adrenomedullin and heart failure. *Regul Pept.* 2003; 112(1–3), 51– 60.

161. Nagaya N, Goto Y, Satoh T, et al. Intravenous adrenomedullin in myocardial function and energy metabolism in patients after myocardial infarction. *J Cardiovasc Pharmacol.* 2002; 39(5), 754–760.

162. Rademaker MT, Charles CJ, Espiner EA, et al. Long-term adrenomedullin Aministration in experimental heart failure. *Hypertension*. 2002; 40(5), 667– 672.

163. Paulmyer-Lacroix O, Boullu-Ciocca S, Oliver C, et al. Glucocorticoïdes, 11β-hydroxysteroïde déshydrogénase de type 1 et obésité viscérale. *Med Sci (Paris)* 2003; 19:473-476.

164. Wake DJ, Walker BR. 11β -hydroxysteroid dehydrogenase type 1 in obesity and the metabolic syndrome. *Mol Cell Endocrinol* 2004; 215:45-54.

165. Hewitt KN, Walker EA, Stewart PM. Minireview: hexose-6-phopshate dehydrogenase and redox control of 11 β -hydroxysteroid dehydrogenase type 1 activity. *Endocrinology* 2005; 146:2539-2543.

166. Tomlinson JW, Moore J, Cooper MS, et al. Regulation of expression of 11β - hydroxysteroid dehydrogenase type 1 in adipose tissue: tissue-specific induction by cytokines. *Endocrinology* 2001; 142:1982-1989.

167. Liu Y, Nagawaka Y, Wang Y, et al. Leptin activation of corticosterone production in hepatocytes may contribute to the reversal of obesity and hyperglycemia in leptin-deficient ob/ob mice. *Diabetes* 2003; 52:1409-1416.

168. Liu Y, Nagawaka Y, Wang Y, et al. Increased glucocorticoid receptor and 11β -hydroxysteroid dehydrogenase type 1 expression in hepatocytes may contribute to the phenotype of type 2 diabetes in db/db mice. *Diabetes* 2005; 54:32-40.

169. Wake DJ, Walker BR. Inhibition of 11β -hydroxysteroid dehydrogenase type 1 in obesity. *Endocrine* 2006; 29: 101-108.

170. Mai K, Kullmann V, Bobbert T, et al. In vivo activity of 11β-hydroxysteroid dehydrogenase type 1 and free fatty-induced insulin resistance. *Clin Endocrinol*. 2005; 63:442-449.

171. Williams LJS, Lyons V, McLeod I, et al. C/EBPa regulates hepatic transcription of 11β-hydroxysteroid dehydrogenase type 1: a novel mechanism for cross-talk between the C/EBP and glucocorticoid signalling pathways. *J Biol Chem* 2000; 275:30232-30239.

172. Bruley C, Lyons V, Worsley AG, et al. A novel promoter for the 11 β - hydroxysteroid dehydrogenase type 1 gene is active in lung and is C/EBP independent. *Endocrinology* 2006; 147:2879-2885.

173. Bamberger CM, Schulte HM, Chrousos GP. Molecular determinants of glucocorticoid receptor function and tissue sensitivity to glucocorticoids. *Endocr Rev* 1996; 17:245-261.

174. Breslin MB, Geng CD, Vedeckis WV. Multiple promoters exist in human GR gene, one of which is activated by glucocorticoids. *Mol Endocrinol* 2001; 15: 1381-1395.

175. Nunez BS, Vedeckis WV. Characterization of promoter 1B in the human glucocorticoid receptor gene. *Mol CELL Endocrinol* 2002; 189:191-199.

176. Honda M, Orii F, Ayabe T. Expression of glucocorticoid receptor β in lymphocytes of patients with glucocorticoid–resistant ulcerative colitis. *Gastroenterology* 2000; 118: 859-866.

177. Sousa AR, Lane SJ, Cidlowski JA, et al. Glucocorticoid resistance in asthma is associated with elevated in vivo expression ot the glucocorticoid receptor β isoform. *J Allerg Clin Immunol* 2000; 105:943-950.

178. Berger J, Tanen M, Elbrecht A, et al. Peroxisome-proliferator-activated receptor-gamma ligands inhibit adipocyte 11β-hydroxysteroid dehydrogenase type 1 expression and activity. *J Biol Chem* 2001; 276:12626-12635

179. Bujalska IJ, Kumar S, Stewart PM. Does central obesity reflect "Cushing's disease of the omentum"? *Lancet* 1997; 349:1210.

180. Bujalska IJ, Kumar S, Hewinson M, Stewart PM. Differentiation of adipose stromal cells: the roles of glucocorticoids and 11β-hydroxysteroid dehydrogenase. *Endocrinology* 1999; 140:3188-3196.

181. Rask E, Olsson T, Soderberg S, et al. Tissue-specific dysregulation of cortisol metabolism in human obesity. *J Clin Endocrinol Metab* 2001; 86:1418-1421.

182. Katz JR, Mohamed-Ali V, Wood PJ, et al. An in vivo study of the cortisol-cortisone shuttle in subcutaneous abdominal adipose tissue. *Clin Endocrinol* 1999; 50:63-68.

183. Paulmyer-Lacroix O, Boullu S, Oliver C, et al. Expression of the mRNA coding for 11β-hydroxysteroid dehydrogenase type 1 in adipose tissue from obese patients: an in situ hybridization study. *Journal of Clinical Endocrinology and Metabolism* 2002; 87:2701-5.

184. Lindsay RS, Wake DJ, Nair S, et al. Subcutaneous adipose 11β-hydroxysteroid dehydrogenase type 1 activity and messenger ribonucleic acid levels are associated with adiposity and insulinemia in Pima Indians and Caucasians. *J Clin Endocrinol Metab* 2003; 88:2738-2744.

185. Wake DJ, Rask E, Livingstone DE, et al. Local and systemic impact of transcriptional up-regulation of 11β -hydroxysteroid dehydrogenase type

I in adipose tissue in human obesity. *J Clin Endocrinol Metab* 2003; 88:3983-3988.

186. Kannisto K, Pietilainen KH, Ehrenborg E, et al. Overexpression of 11β - hydroxysteroid dehydrogenase-1 in adipose tissue is associated with acquired obesity and features of insulin resistance: studies in young adult monozygotic twins. *J Clin Endocrinol Metab* 2004; 89: 4414-4421.

187. Engeli S, Bohnke J, Feldpausch M, et al. Regulation of 11β-HSD genes in human adipose tissue: influence of central obesity and weight loss. *Obes Res* 2004; 12:9-17.

188. Rask E, Walker BR, Soderberg S, et al. Tissue-specific changes in peripheral cortisol metabolism in obese women: increased adipose 11β- hydroxysteroid dehydrogenase type 1 activity. *J Clin Endocrinol Metab* 2002; 87:3330-3337.

189. Desbrière R, Vuaroqueaux V, Achard V, et al. 11β-hydroxysteroid dehydrogenase type 1 mRNA is increased in both visceral and subcutaneous adipose tissue of obese patients. *Obesity* 2006; 14:794-798.

190. Andrews RC, Herlihy O, Livingstone DE, et al. Abnormal cortisol metabolism and tissue sensitivity to cortisol in patients with glucose intolerance. *J Clin Endocrinol Metab* 2002; 87:5587-5593.

191. Tomlinson JW, Sinha B, Bujalska I, et al. Expression of 11β- hydroxysteroid dehydrogenase type 1 in adipose tissue is not increased in human obesity. *J Clin Endocrinol Metab* 2002; 87:5630-5635.

192. Tomlinson JW, Moore J, Clark PM, et al. Weight loss increases 11β - hydroxysteroid dehydrogenase type 1 expression in adipose tissue. *J Clin Endocrinol Metab* 2004; 89:2711-2716.

193. Sandeep TC, Andrew R, Homer NZM, et al. Increased in vivo regeneration of cortisol in adipose tissu in human obesity and effects of the 11β -hydroxysteroid dehydrogenase type 1 inhibitor carbenoxolone. *Diabetes* 2005; 54:872-879.

194. Basu R, Singh RJ, Basu A, et al. Splanchnic cortisol production occurs in humans: evidence for conversion of cortisone to cortisol via the 11β-hydroxysteroid dehydrogenase (11 β -HSD) type 1 pathway. *Diabetes* 2004; 53:2051-2059.

195. Andrew R, Westerbacka J, Wahren J, et al. The contribution of visceral adipose tissue to splanchnic cortisol production in healthy humans. *Diabetes* 2005; 54:1364-1370.

196. Aldahi W, Mun E, Goldfine AB. Portal and peripheral cortisol levels in obese humans. *Diabetologia* 2004; 45:833-836.

197. Basu R, Singh RJ, Basu A, et al. Obesity and type diabetes do not alter splanchnic cortisol production in humans. *J Clin Endocrinol Metab* 2005; 90:3919-3926.

198. Basu R, Singh R, Basu A, et al. Effect of nutrient ingestion on total-body and splanchnic cortisol production in humans. *Diabetes* 2006; 55:667-674.

199. Bujalska IJ, Walker EA, Hewinson M, Stewart PM. A switch in dehydrogenase to reductase activity of 11β-hydroxysteroid dehydrogenase type 1 upon differentiation of human omental adipose stromal cells. *J Clin Endocrinol Metab* 2002; 87:1205-1210.

200. Bujalska IJ, Draper N, Michailidou Z, et al. Hexose-6-phosphate dehydrogenase confers oxo-reductase activity upon 11β -hydroxysteroid dehydrogenase type 1. *J Mol Endocrinol* 2005; 34:6775-684.

201. Wierzbicka-Patynowski I, Schwarzbauer JE. The ins and outs of fibronectin matrix assembly. *J Cell Sci* 2003; 116:3269-3276.

202. Duffield JS. The inflammatory macrophage: a story of Jekyll and Hyde. *Clin Sci (Lond)* 2003;104:27-38.

203. Nakajima I, Yamaguchi T, Ozutsumi K, Aso H. Adipose tissue extracellular matrix: newly organized by adipocytes during differentiation. *Differentation* 1998; 63:193-200.

204. Thieringer R, Le Grand CB, Carbin L, et al. 11β-hydroxysteroid dehydrogenase type 1 is induced in human monocytes upon differentiation to macrophages. *J Immunol* 2001; 167:30-35.

205. Ayachi SE, Paulmyer-Lacroix O, Verdier M, et al. 11β-hydroxysteroid dehydrogenase type 1-driven cortisone reactivation regulates plasminogen activator inhibitor type 1 in adipose tissue of obese women. *J Thromb Haemost* 2006; 4:621-627.

206. Jamieson A, Wallace AM, Andrew R, et al. Apparent cortisone reductase deficiency: a functional defect in 11β-hydroxysteroid dehydrogenase type 1. *J Clin Endocrinol Metab* 1999; 84:3570-3574.

207. Tomlinson JW, Draper N, Mackie J, et al. Absence of Cushingoid phenotype in a patient with Cushing's disease due to a defective cortisone to cortisol conversion. *J Clin Endocrinol Metab* 2002; 87:57-62.

208. Draper N, Walker EA, Bujalska IJ, et al. Mutations in the genes encoding 11β -hydroxysteroid dehydrogenase type 1 and hexose-6-phosphate dehydrogenase interact to cause cortisone reductase deficiency. *Nat Genet* 2003; 34:434-439.

209. Caramelli E, Strippoli P, Di Giacomi T, et al. Lack of mutations of type 1 11β-hydroxysteroid dehydrogenase gene in patients with abdominal obesity. *Endocr Res* 2001; 27:47-61.

210. Gelertner-Yaniv L, Feng N, Sebring NG, et al. Association between a polymorphism in the 11β -hydroxysteorid dehydrogenase type 1 gene and body composition. *Int J Obes Relat Metab Disord* 2003; 27:983-986.

211. Andrews RC, Rooyackers O, Walker BR. Effect of 11β-hydroxysteroid dehydrogenase inhibitor carbenoxolone on insulin sensitivity in men with type 2 diabetes. *J Clin Endocrinol Metab* 2003; 88:285-291.

212. Alberts P, Nilsson C, Selen G, et al. Selective inhibtion of 11β-hydroxysteroid dehydrogenase type 1 improves hepatic insulin sensitivity in hyperglycaemic mice strains. *Endocrinology* 2003; 144:4755-4762.

213. Hermanowski-Vosatka A, Balkovec JM, Cheng K, et al. 11 β-HSD-1 inhibition ameliorates metabolic syndrome and prevents progression of atherosclerosis in mice. *J Exp Med* 2005; 202:517-527.

214. Small GR, Hadoke PW, Sharif I, et al. Preventing local regeneration of glucocorticoids by 11β-hydroxysteroid dehydrogenase type 1 enhances angiogenesis. *Proc Natl Acad Sci USA* 2005; 102:12165-12170.

215. Hermanowski-Vosatka A, Gerhold D, Mundt SS, et al. PPAR-γ agonists reduce 11β -hydroxysteroid dehydrogenase type 1 in the liver. *Bioch Biophys Res Commun* 2000; 279:330-336.

216. Wake DJ, Walker BR. Inhibition of 11β -hydroxysteroid dehydrogenase type 1 in obesity. *Endocrine* 2006; 29:101-108.

217. Wang M. Inhibitors of 11β -hydroxysteroid dehydrogenase type 1 for the treatment of metabolic syndrome. *Curr Opin Investig Drugs* 2006; 7:319-323.

218. Chriguer RS, Elias LLK, de Sailva Jr IM, et al. Glucocortioids sensitivity in young healthy individuals: in vitro and in vivo studies. *J Clin Endocrinol Metab* 2005; 90:5978-5984.

219. Chrousos GP, Castro M, Leung DYM, et al. Molecular mechanisms of glucocorticoid resistance/hypersensitivity. Potential clinical implications. *Am J Respir Crit Care Med* 1996; 154:S39-S44.

220. Duclos M, Gatta B, Corcuff JB, et al. Fat distribution in obese women is associated with subtle variations of the hypothalamic-pituitary-adrenal axis activity and sensitivity to glucocorticoids. *Clin Endocrinol* 2001; 55:447-454.

221. Walker BR, Best R, Shackleton CHL, et al. Increased vasoconstrictor sensitivity to glucocorticoids in essential hypertension. *Hypertension* 1996; 27:190-196.

222. Walker BR, Phillips DIW, Noon JP, et al. Increased glucorticoid activity in men with cardiovascular risk factors. *Hypertension* 1998; 31:891-895.

223. Whorwood CB, Donovan SJ, Flanagan D, et al. Increased glucocorticoid receptor expression in human skeletal muscle cells may contribute to the pathogenesis of the metabolic syndrome. *Diabetes* 2002; 51:1066-1075.

224. Reynolds RM, Chapman KE, Seckl JR, et al. Skeletal muscle glucocorticoid receptor density and insulin resistance. *JAMA* 2002; 287:2505-2506.

225. Ljung T, Ottosson M, Ahlberg AC, et al. Central and peripheral glucocorticoid receptor function in abdominal obesity. *J Endocrinol Invest* 2002; 25:229-235.

226. Rebuffé-Scrive M, Bronnegard M, Nilsson A, et al. Steroid hormone receptors in human adipose tissues. *J Clin Endocrinol Metab* 1990; 71:1215-1219.

227. Boullu- Ciocca S, Paulmyer-Lacroix O, Fina F, et al. Expression of the mRNAs coding for the glucocorticoid receptor isoforms in obesity. *Obes Res* 2003, 11:925-929.

228. Lin RC, Wang XL, Dalziel B, et al. Association of obesity, but not diabetes or hypertension, with glucocorticoid receptor N363S variant. *Obes Res* 2003; 11:802-808.

229. Lin RC, Wang XL, Morris BJ. Association of coronary heart disease with glucocorticoid receptor N363S variant. *Hypertension* 2003; 41:404-407.

230. Van Rossum EF, Koper JW, van den Beld AW, et al. Identification of the Bcl I polymorphism in the glucocorticoid receptor gene: association with sensitivity to glucocorticoids in vivo and body mass index. *Clin Endocrinol* 2003; 59:585-592.

231. Russcher H, Smit P, van den Akker EL, et al. Two polymorphisms in the glucocorticoid-regulated gene expression. *J Clin Endocrinol Metab* 2005; 90:5804-5810.

232. Van Rossum EF, Voorhoeve PG, te Velde SJ, et al. The ER22/23EK polymorphism in the glucocorticoid receptor gene is associated with a beneficial body composition and muscle strenght in young adults. *J Clin Endocrinol Metab* 2004; 89:4004-4009.

233. Van Rossum EF, Feelders RA, van den Beld AW, et al. The ER22/23EK polymorphism in the glucocortiocid receptor gene is associated with better survival and low C-reactive protein levels in elderly men. *Am J Med* 2004; 117:157-161.

234. Tankò L, Yu Z, Bagger YZ, Alexandersen P, Christiansen C. Peripheral adiposity exhibits an independent dominant antiatherogenic effect in elderly women. *Circulation*. 2003; 107:1626-31.

235. Lemieux S, Prud'homme D, Nadeau A, et al. Seven year changes in body fat and visceral adipose tissue in women. Association with indexes of plasma glucose-insulin homeostasis. *Diabetes Care* 1996; 64:685-693.

236. Montani JP, Carroll JF, Dwyer TM, et al. Ectopic fat storage in heart, blood vessels and kidneys in the pathogenesis of cardiovascular diseases. *Int J Obes Relat Metab Disord*. 2004 Dec; 28 Suppl 4:S58-65.

237. Iacobellis G, Leonetti F, Di Mario U. Images in cardiology: Massive epicardial adipose tissue indicating severe visceral obesity. *Clin Cardiol*. 2003; 26:237.

238. Iacobellis G. Echocardiographic epicardial fat: a new tool in the white coat pocket. *Nutr Metab Cardiovasc Dis*. 2008 Oct; 18(8):519-22.

239. Kremen J, Dolinkova M, Krajickova J, et al. Increased subcutaneous and epicardial adiposetissue production of proinflammatory cytokines in cardiac surgery patients: possible role in postoperative insulin resistance. *J Clin Endocrinol Metab*. 2006;91:4620-4627.

240. Schejbal V. Epicardial fatty tissue of the right ventricle--morphology, morphometry and functional significance. *Pneumologie*. 1989; 43:490-9.

241. Wong C, Marwick TH. Obesity cardiomyopathy: pathogenesis and pathophysiology. *Nat Clin Pract Cardiovasc Med.* 2007 Aug; 4(8):436-43.

242. He J, Ogden LG, Bazzano LA, et al. Risk factors for congestive heart failure in US men and women: NHANES I epidemiologic follow-up study. *Arch Intern Med.* 2001 Apr 9; 161(7):996-1002.

243. Kenchaiah S, Evans JC, Levy D, et al. Obesity and the risk of heart failure. *N Engl J Med.* 2002 Aug 1; 347(5):305-13.

244. Shirani J, Berezowski K, Roberts WC. Quantitative measurement of normal and excessive subepicardial adipose tissue, its clinical significance and its effect on electrocardiographic QRS voltage. *Am J Cardiol.*1995; 75(5);414-8.

245. Nicklas BJ, Cesari M, Penninx BW, et al.. Abdominal obesity is an independent risk factor for chronic heart failure in older people. *J Am Geriatr Soc.*2006; 54(3): 413-20

246. Lautamäki R, Borra R, Iozzo P, et al. Liver steatosis coexists with myocardial insulin resistance and coronary dysfunction in patients with type 2 diabetes. *Am J Physiol Endocrinol Metab.* 2006 Aug; 291(2):E282-90.

247. Womack HC. The relationship between human body weight, subcutaneous fat, heart weight, and epicardial fat. *Hum Biol.*1983; 55:667-76.

248. Lafontan M, Berlan M. Do regional differences in adipocyte biology provide new pathophysiological insights? *Trends Pharmacol Sci.* 2003; 24:276–283.

249. Nakayama M, Takahashi K, Murakami O, et al. Adrenomedullin in monocytes and macrophages: possible involvement of macrophage-derived adrenomedullin in atherogenesis. *Clin Sci* 1999; 97:247-51.

250. Li Y, Totsune K, Takeda K, et al. Decreased expression of adrenomedullin during adipocyte-differentation of 3T3-L1 cells. *Hypertension Res.* 2003; 26:S41-S44.

251. Isumi Y, Minamino N, Katafuchi T, et al. Adrenomedullin production in fibroblasts: its possible function as a growth regulator of Swiss 3T3 cells. *Endocrinology.* 1998; 139:2552-2563.

252. Cormier-Regard S, Nguyen SV, Claycomb WC. Adrenomedullin gene expression is developmentally regulated and induced by hypoxia in rat ventricular myocytes. *J Biol Chem* 1998; 273:17787-92.

253. Ogita T, Hashimoto E, Yamasaki M, et al. Hypoxic induction of adrenomedullin in cultured human umbilical vein endothelial cells. *J Hypertens.* 2001; 19:603-8.

254. Suzuki Y, Horio T, Nonogi H, et al. Adrenomedullin as a sensitive marker for coronary and peripheral arterial complications in patients with atherosclerotic risks. *Peptides.* 2004; 25:1321-6.

255. Head A. Exercise metabolism and β-blocker therapy. An update. *Sports Med* 1999; 27:81-96.

256. Lainscak M, Keber I, Anker SD. Body composition changes in patients with systolic heart failure treated with beta blockers: a pilot study. *Int J Cardiol.* 2006; 106:319-322.

257. Nelson D. Corticosteroid-induced changes in phospholipid membranes as mediators of their action. *Endocr Rev* 1980; 1:180-99.

258. Frayon S, Cueille C, Gnidéhou S, et al. Dexamethasone increases RAMP1 and CRLR mRNA expressions in human vascular smooth muscle cells. *Biochem Biophys Res Commun.* 2000; 270:1063-7.

259. Ishikawa T, Hatakeyama K, Imamura T, et al. Increased adrenomedullin immunoreactivity and mRNA expression in coronary plaques obtained from patients with unstable angina. *Heart* 2004; 90:1206-10.

260. Nagoshi Y, Kuwasako K, Cao YN, et al. Tumor necrosis factor-alpha down regulates adrenomedullin receptors in human coronary artery smooth muscle cells. *Peptides.*2004; 25:1115-21.

261. Nikitendo LL, Smith DM, Bicknell R, Rees MCP. Transcriptional regulation of the CRLR gene in human microvascular endothelial cells by hypoxia. *FASEB J* 2003; 17:1499-1501.

262. Geng C-D, Vedeckis WV. Steroid responsive sequences in the human glucocorticoid receptor gene 1A promoter. *Mol Endocrinol.* 2005; 18:912-924.

263. Uzan B, de Vernejoul MC, Cressent M. RAMPs and CRLR expressions in osteoblastic cells after dexamethasone treatment. *Biochem Biophys Res Commun.* 2004;321:802-8.

264. Girod JP, Brotman DJ. Does altered glucocorticoid homeostasis increase cardiovascular risk? *Cardiovasc Res.* 2004; 64:217-26

265. Faggiano A, Pivonello R, Spieza S, et al. Cardiovascular risk factors and common carotid artery caliber and stiffness in patients with Cushing's disease during active disease and 1 year after remission. *J Clin Endocrinol Metab.* 2003; 88:2527-2533

266. Rosmond R, Björntorp P. The hypothalamic-pituitary-adrenal axis activity as a predictor o cardiovascular disease, type 2 diabetes and stroke. *J Intern Med*.2000; 247:188-197.

267. Rosmond R, Chagnon YC, Holm G, et al. A glucocorticoid receptor gene marker is associated with abdominal obesity, leptin, and dysregulation of the hypothalamo-pituitary-adrenal axis. *Obes Res*.2000; 8:211-218.

268. Ukkola O, Rosmond R, Tremblay A, Bouchard C. Glucocorticoid receptor Bcl I variant is associated with an increased atherogenic profile in response to long-term overfeeding. *Atherosclerosis*. 2001; 157:221224.

269. Masuzaki H, Yamamoto H, Kenyon CJ, et al. Transgenic amplification of glucocorticoid action in adipose tissue causes high blood pressure in mice. *J Clin Invest* 2003; 112:83-90.

270. Pedersen KB, Vedeckis WV. Quantification and glucocorticoid regulation of glucocorticoid receptor transcripts in two human leukemic cell lines. *Biochemistry*.2003; 42:10978-10990.

271. Ricketts ML, Verhaeg JM, Bujalska I, et al. Immunohistochemical localization of type 1 11β-hydroxysteroid dehydrogenase in human tissues. *J Clin Endocrinol Metab*.1998; 83:1325-1335.

272. Brönnegard M, Arner P, Hellström L, et al. Glucocorticoid receptor messenger ribonucleic acid in different regions of human adipose tissue. *Endocrinology*.1990; 127:1689-1696.

273. Webster JC, Oakley RH, Jewell CM, Cidlowski JA. Proinflammatory cytokines regulate human glucocorticoid receptor gene expression and lead to the accumulation of the dominant negative β isoform: a

mechanism for the generation of glucocorticoid resistance. *Proc Natl Acad Sci USA*.2001; 98:6865-6870.

274. Ebrecht M, Buske-Kirschbaum A, Hellhammer D, et al. Tissue specificity of glucocorticoid sensitivity in healthy adults. J Clin Endocrinol Metab.2000; 85:3733-3739.

275. Panarelli M, Holloway CD, Fraser A, et al. Glucocorticoid receptor polymorphism, skin vasoconstriction, and other metabolic intermediate phenotypes in normal human subjects. *J Clin Endocrinol Metab*.1998; 83:1846-1852.

276. Weaver ICG, Cervoni N, Champagne FA, et al. Epigenetic programming by maternal behavior. *Nature Neurosci*.2004; 7:847-854.

277. Boullu-Ciocca S, Dutour A, Guillaume V, Achard V, Oliver C, Grino M. Postnatal diet-induced obesity in rats up regulates systemic and adipose tissue glucocorticoid metabolism during development and in adulthood: its relationship with the metabolic syndrome. *Diabetes*.2005; 54:197-203.

278. Geng C-D, Vedeckis WV. Steroid responsive sequences in the human glucocorticoid receptor gene 1A promoter.*Mol Endocrinol*. 2005; 18:912- 924.

279. Rogers KM, Bonar CA, Estrella JL, Yang S. Inhibitory effect of glucocorticoids on coronary artery endothelial function. *Am J Physiol Heart Circ Physiol*.2002; 283:H1922-H1928.

280. Chrousos GP. Is 11beta-hydroxysteroid dehydrogenase type 1 a good therapeutic target for blockade of glucocorticoid actions? *Proc Natl Acad Sci U S A*. 2004; 101:6329-6330.

281. Gaspardone A, Versaci F, Tomai F, et al. C-reactive protein, clinical outcome, and restenosis rate after implantation of different drug-eluting stents. *Am J Cardiol.* 2006; 97:1311-1316.

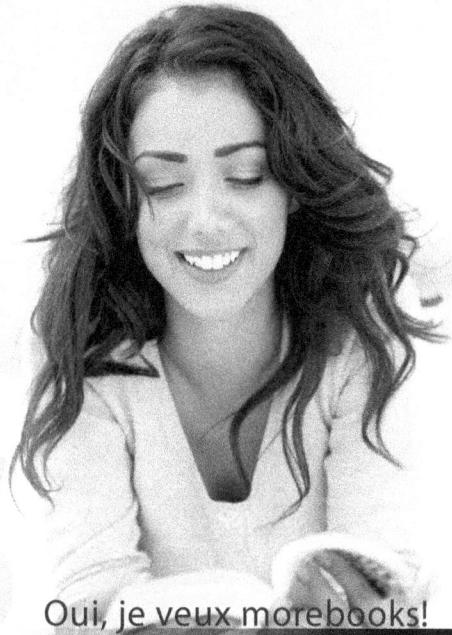

www.ingramcontent.com/pod-product-compliance
Lightning Source LLC
Chambersburg PA
CBHW021038210326
41598CB00016B/1061